100

FAITS À SAVOIR SUR
L'ARTHROSE

LAURA BORREL

1. ARTHROSE COURANTE
2. AÎNÉS AFFECTÉS
3. ARTICULATIONS CIBLÉES
4. USURE CARTILAGINEUSE
5. DOULEUR RAIDEUR
6. PROGRESSION CHRONIQUE
7. REMÈDE ABSENT
8. RISQUE SURPOIDS
9. BIENFAITS EXERCICE
10. AINS UTILISÉS
11. FEMMES VULNÉRABLES
12. FACTEUR HÉRÉDITAIRE
13. AGGRAVATION CLIMATIQUE
14. DIAGNOSTIC RADIOGRAPHIQUE
15. ACTIVITÉS LIMITÉES
16. CARTILAGE FRAGILE
17. ALLÈGEMENT POIDS
18. DIAGNOSTIC SANGUIN
19. SUPPLÉMENTS POPULAIRES
20. PHYSIOTHÉRAPIE BÉNÉFIQUE
21. SOULAGEMENT CORTISONE
22. DÉFORMATIONS ARTICULAIRES
23. STRESS DOLOROGÈNE
24. DIÈTE SALUTAIRE
25. CLIMAT NON-CAUSAL
26. REPOS ÉQUILIBRÉ
27. DOULEUR ACUPUNCTURE
28. YOGA APAISANT
29. OPTION CHIRURGICALE
30. PRÉVALENCE SÉNIORITÉ
31. LÉSIONS PRÉCURSEURS
32. CHAUSSURES ADAPTÉES
33. OBÉSITÉ DANGEREUSE
34. JEUNESSE AFFECTÉE
35. BAIN CHALEUR
36. IMPORTANCE VITAMINE
37. SOMMEIL PERTURBÉ
38. TAI-CHI ÉQUILIBRANT
39. NATATION THÉRAPEUTIQUE
40. MÉTÉO SENSIBLE
41. SURMENAGE NOCIF
42. SEMELLES ORTHOPÉDIQUES
43. STRESS GESTION
44. LUBRIFICATION INJECTION
45. INCAPACITÉ POTENTIELLE
46. CRAQUEMENTS ARTICULAIRES
47. APAISEMENT CHALEUR
48. ANTI-INFLAMMATOIRE FROID
49. IRM DIAGNOSTIQUE
50. MARCHE BÉNÉFIQUE
51. RELAXATION THÉRAPEUTIQUE
52. PROTHÈSE ARTICULAIRE
53. RISQUE CHUTE
54. BIENFAITS MARCHE NORDIQUE
55. GANTS COMPRESSION
56. DIFFÉRENCE POLYARTHRITE
57. ANTIOXYDANTS FAVORABLES
58. MASSAGE RELAXANT
59. CYCLISME ADAPTÉ
60. ASYMPTOMATIQUE INITIAL
61. ALCOOL MODÉRÉ
62. CURCUMA ÉTUDIÉ
63. MÂCHOIRE AFFECTÉE
64. PARAFFINE APAISANTE
65. RENFORCEMENT MUSCULAIRE
66. POIDS GESTION
67. ARTHROSCOPIE OPTION
68. SOLEIL VITAMINE
69. TRAVAIL RÉDUIT
70. AIDES MOBILITÉ
71. PLEINE CONSCIENCE
72. FLEXIBILITÉ TAI-CHI
73. OMÉGA-3 PRISÉ
74. HANDICAP GENOU
75. ÉQUILIBRE EXERCICE
76. ENVELOPPEMENTS CHAUDS
77. SOMMEIL STRATÉGIE
78. THÉ VERT POTENTIEL
79. CONFORT SEC
80. FROID ANTI-INFLAMMATOIRE
81. SOCIAL IMPORTANCE
82. PRP INNOVANT
83. YOGA FLEXIBILITÉ
84. NATATION DOUCE
85. LOISIRS LIMITÉS
86. FLEXIBILITÉ MAINTIEN
87. ATTELLES STABILISATRICES
88. SUCRE NOCIF
89. BRÛLURE SENSATION
90. SUIVI RHUMATOLOGUE
91. RISQUE SANTÉ
92. LÉGUMES VERTS
93. CRAMPES MUSCULAIRES
94. CHANGEMENTS VITAUX
95. IMPACT PSYCHOLOGIQUE
96. VITAMINE C CARTILAGE
97. OBÉSITÉ ACCÉLÉRATEUR
98. TÂCHES DIFFICILES
99. DOULEUR GESTION
100. ÉDUCATION SOUTIEN

PRÉFACE

DEPUIS DES DÉCENNIES, L'ARTHROSE TOUCHE DES MILLIONS DE PERSONNES À TRAVERS LE MONDE, TRAVERSANT LES FRONTIÈRES ET LES CULTURES, AFFECTANT LA VIE QUOTIDIENNE DE MANIÈRE PROFONDE ET PARFOIS DÉVASTATRICE. SOUVENT RÉDUITE À UNE SIMPLE CONSÉQUENCE DU VIEILLISSEMENT, L'ARTHROSE EST EN RÉALITÉ BIEN PLUS COMPLEXE, IMPLIQUANT DES FACTEURS GÉNÉTIQUES, ENVIRONNEMENTAUX ET DE STYLE DE VIE QUI INTERAGISSENT DANS LE CORPS HUMAIN. SA COMPRÉHENSION ET SA GESTION SONT AU CŒUR DE "100 FAITS À SAVOIR SUR L'ARTHROSE", UN VOYAGE À TRAVERS LES NUANCES ET LES RÉALITÉS DE CETTE CONDITION SOUVENT MAL COMPRISE.

L'INSPIRATION POUR ÉCRIRE CE LIVRE EST PARTAGE UN INCROYABLE PARCOURS DE GUÉRISON. ET SURTOUT, D'OFFRIR UN SOUTIEN TANGIBLE À CEUX QUI EN SOUFFRENT. L'OBJECTIF PRINCIPAL EST DOUBLE : ÉDUQUER ET INSPIRER. ÉDUQUER LES LECTEURS SUR LES ASPECTS MÉDICAUX, SOCIAUX ET PERSONNELS DE L'ARTHROSE,, ET INSPIRER PAR DES HISTOIRES DE RÉSILIENCE ET D'ADAPTATION.

CE QUE VOUS, CHER LECTEUR, POUVEZ ATTENDRE DE CE LIVRE EST UNE EXPLORATION RICHE ET VARIÉE DE L'ARTHROSE. DES ORIGINES HISTORIQUES DE SA DÉCOUVERTE AUX AVANCÉES MÉDICALES MODERNES DANS SON TRAITEMENT, EN PASSANT PAR DES CONSEILS PRATIQUES POUR LA GESTION QUOTIDIENNE DE LA DOULEUR ET DE LA MOBILITÉ. CHAQUE FAIT A ÉTÉ

SOIGNEUSEMENT SÉLECTIONNÉ POUR SA PERTINENCE ET SON INTÉRÊT.

JE TIENS À EXPRIMER MA PROFONDE GRATITUDE À TOUS CEUX QUI ONT CONTRIBUÉ À LA RÉALISATION DE CE LIVRE. AUX PROFESSIONNELS DE SANTÉ QUI ONT PARTAGÉ LEUR SAVOIR, AUX PATIENTS QUI ONT OFFERT UN APERÇU DE LEUR LUTTE QUOTIDIENNE, ET À MA FAMILLE ET MES AMIS POUR LEUR SOUTIEN INFAILLIBLE. UN MERCI SPÉCIAL À MON ÉDITEUR, POUR AVOIR CRU EN CE PROJET ET POUR AVOIR GUIDÉ SA MATÉRIALISATION.

CE LIVRE ADOPTE UN TON ACCESSIBLE ET EMPATHIQUE, REFLÉTANT NOTRE ENGAGEMENT À RENDRE LA SCIENCE DE L'ARTHROSE COMPRÉHENSIBLE ET PERTINENTE POUR TOUS. IL EST CONÇU NON SEULEMENT COMME UNE RESSOURCE INFORMATIVE MAIS AUSSI COMME UNE SOURCE D'INSPIRATION.

JE VOUS INVITE DONC À PLONGER DANS "100 FAITS À SAVOIR SUR L'ARTHROSE", À EXPLORER SES PAGES AVEC UN ESPRIT OUVERT ET CURIEUX. QUE VOUS SOYEZ DIRECTEMENT TOUCHÉ PAR L'ARTHROSE OU SIMPLEMENT DÉSIREUX D'EN APPRENDRE DAVANTAGE SUR CETTE CONDITION FASCINANTE, CE LIVRE A QUELQUE CHOSE À OFFRIR À CHACUN. ENSEMBLE, AVANÇONS VERS UNE MEILLEURE COMPRÉHENSION ET GESTION DE L'ARTHROSE.

BIENVENUE DANS VOTRE VOYAGE À TRAVERS "100 FAITS À SAVOIR SUR L'ARTHROSE".

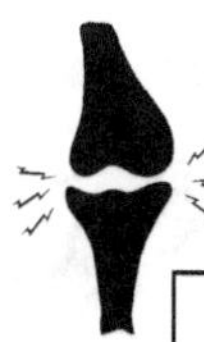
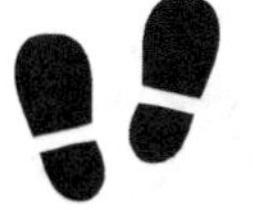

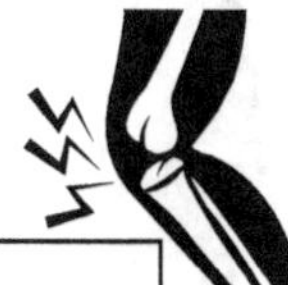

1

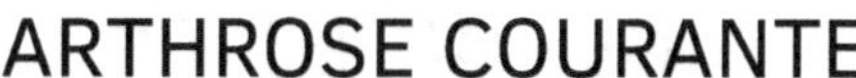

ARTHROSE COURANTE

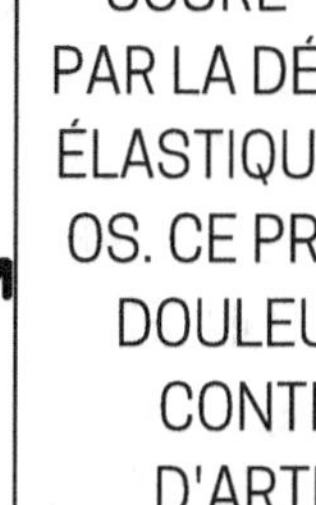
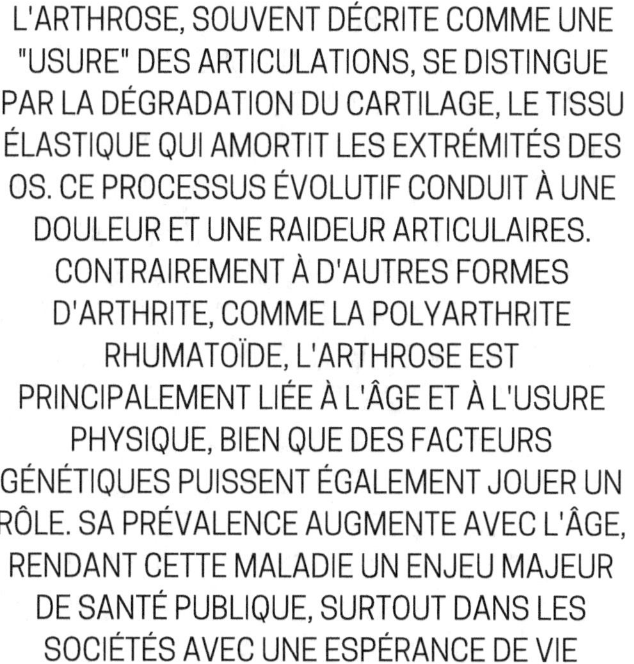
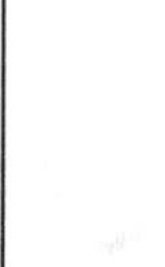

L'ARTHROSE, SOUVENT DÉCRITE COMME UNE "USURE" DES ARTICULATIONS, SE DISTINGUE PAR LA DÉGRADATION DU CARTILAGE, LE TISSU ÉLASTIQUE QUI AMORTIT LES EXTRÉMITÉS DES OS. CE PROCESSUS ÉVOLUTIF CONDUIT À UNE DOULEUR ET UNE RAIDEUR ARTICULAIRES. CONTRAIREMENT À D'AUTRES FORMES D'ARTHRITE, COMME LA POLYARTHRITE RHUMATOÏDE, L'ARTHROSE EST PRINCIPALEMENT LIÉE À L'ÂGE ET À L'USURE PHYSIQUE, BIEN QUE DES FACTEURS GÉNÉTIQUES PUISSENT ÉGALEMENT JOUER UN RÔLE. SA PRÉVALENCE AUGMENTE AVEC L'ÂGE, RENDANT CETTE MALADIE UN ENJEU MAJEUR DE SANTÉ PUBLIQUE, SURTOUT DANS LES SOCIÉTÉS AVEC UNE ESPÉRANCE DE VIE ÉLEVÉE. EN COMPRENANT MIEUX SES MÉCANISMES, LA RECHERCHE MÉDICALE CONTINUE D'EXPLORER DES TRAITEMENTS PLUS EFFICACES.

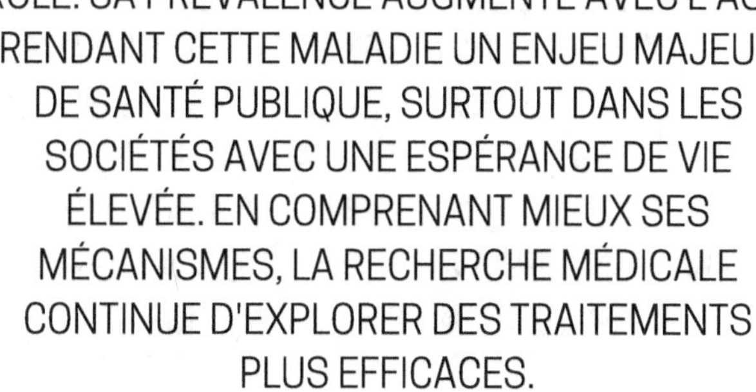

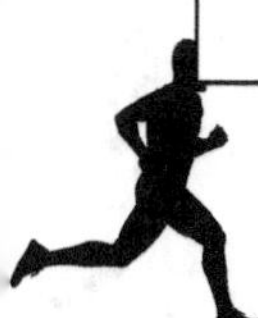
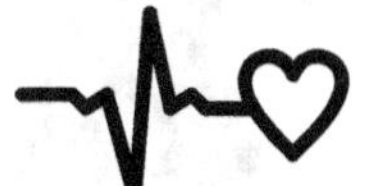
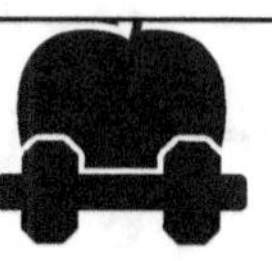
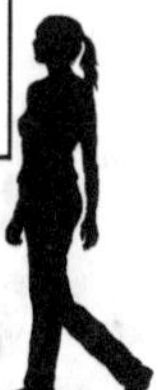

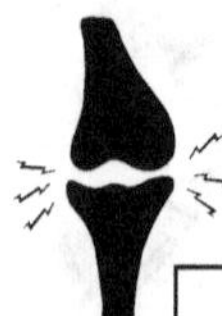
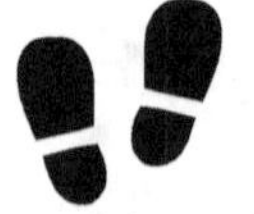

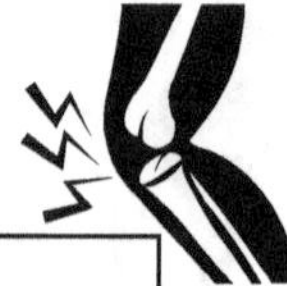
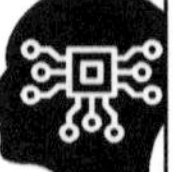

2

AÎNÉS AFFECTÉS

AVEC L'AVANCÉE EN ÂGE, LE RISQUE DE DÉVELOPPER DE L'ARTHROSE AUGMENTE SIGNIFICATIVEMENT. CELA S'EXPLIQUE EN PARTIE PAR LA DIMINUTION DE LA CAPACITÉ DU CORPS À RÉPARER LE CARTILAGE ARTICULAIRE. CHEZ LES PERSONNES ÂGÉES, L'ARTHROSE PEUT GRAVEMENT IMPACTER LA QUALITÉ DE VIE, LIMITANT LA MOBILITÉ ET AUGMENTANT LA DOULEUR. CEPENDANT, IL EST IMPORTANT DE NOTER QUE L'ARTHROSE N'EST PAS UNE CONSÉQUENCE INÉVITABLE DU VIEILLISSEMENT. LES FACTEURS TELS QUE LE STYLE DE VIE, LE POIDS, L'EXERCICE ET LA PRÉDISPOSITION GÉNÉTIQUE JOUENT ÉGALEMENT UN RÔLE CRUCIAL. DES MESURES PRÉVENTIVES, COMME UNE ACTIVITÉ PHYSIQUE RÉGULIÈRE ET UNE ALIMENTATION ÉQUILIBRÉE, PEUVENT AIDER À RETARDER OU À ATTÉNUER L'APPARITION DES SYMPTÔMES.

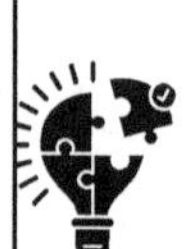
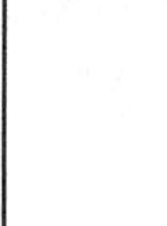
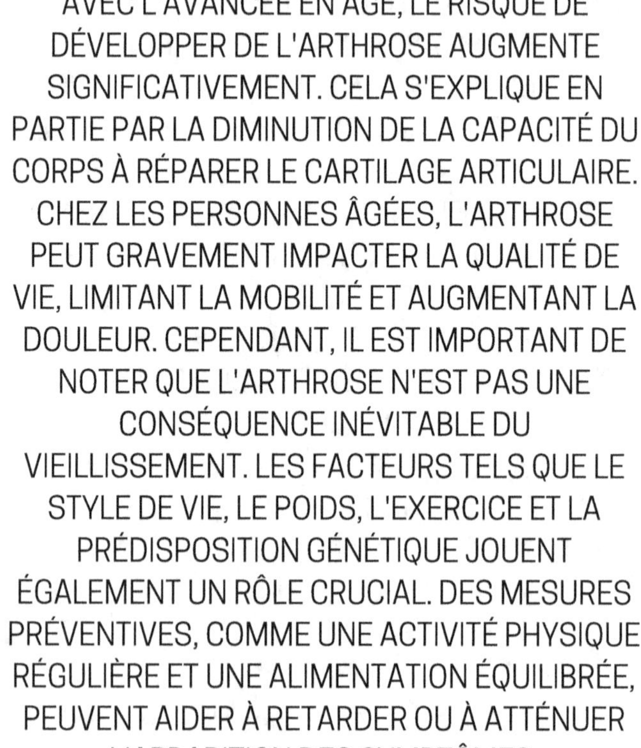

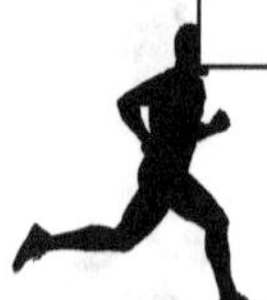
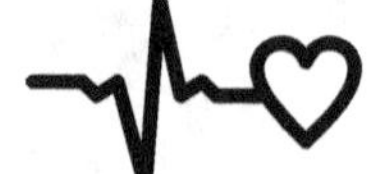
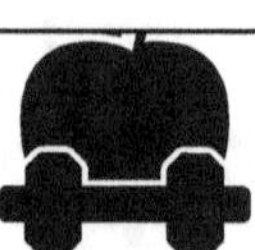
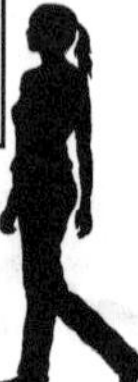

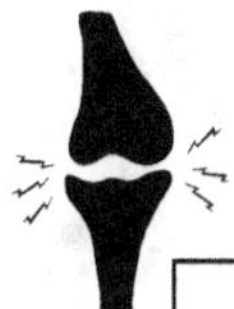
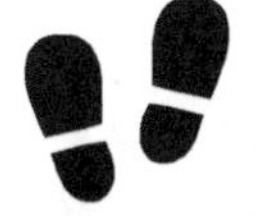

3

ARTICULATIONS CIBLÉES

BIEN QUE POTENTIELLEMENT TOUTE ARTICULATION PUISSE ÊTRE TOUCHÉE, CERTAINES ZONES SONT PLUS VULNÉRABLES. LES GENOUX SUPPORTENT UNE GRANDE PARTIE DU POIDS DU CORPS, RENDANT L'ARTHROSE DU GENOU PARTICULIÈREMENT COMMUNE, SURTOUT CHEZ LES PERSONNES EN SURPOIDS OU CELLES AYANT EU DES BLESSURES AU GENOU. L'ARTHROSE DE LA HANCHE PEUT GRAVEMENT AFFECTER LA CAPACITÉ À MARCHER. DANS LA COLONNE VERTÉBRALE, ELLE PEUT ENTRAÎNER DES DOULEURS ET UNE RAIDEUR DU DOS OU DU COU. LES MAINS, AVEC LEURS NOMBREUSES PETITES ARTICULATIONS, SONT ÉGALEMENT SOUVENT TOUCHÉES, AFFECTANT LA DEXTÉRITÉ ET LA CAPACITÉ À EFFECTUER DES TÂCHES QUOTIDIENNES.

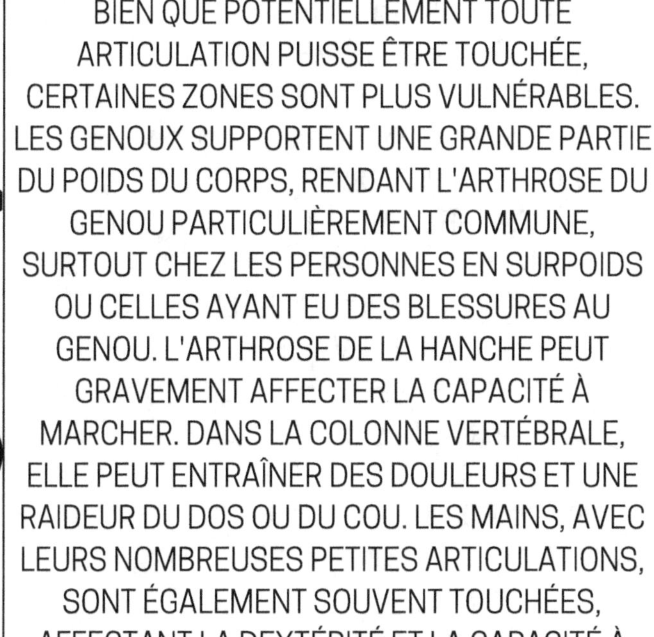
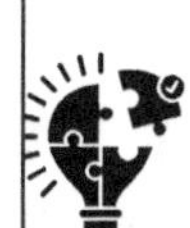

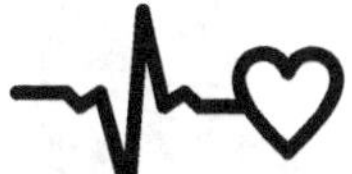
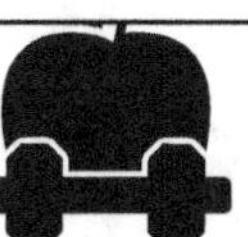
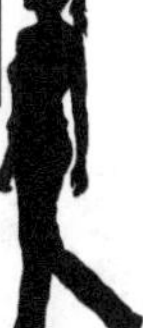

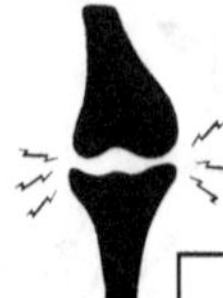
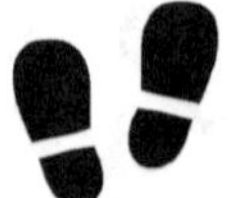

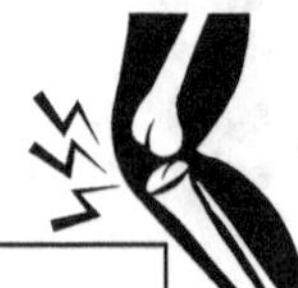
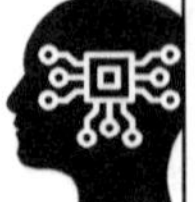
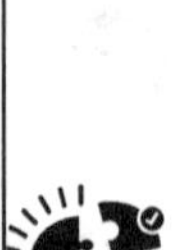

4

USURE CARTILAGINEUSE

LE CARTILAGE ARTICULAIRE EST UN TISSU LISSE ET RÉSILIENT QUI PERMET AUX EXTRÉMITÉS DES OS DE GLISSER FACILEMENT L'UNE CONTRE L'AUTRE, FACILITANT AINSI LES MOUVEMENTS ARTICULAIRES. DANS L'ARTHROSE, CE CARTILAGE S'USE PROGRESSIVEMENT, PERDANT SON ÉLASTICITÉ ET SA CAPACITÉ À ABSORBER LES CHOCS. CE PHÉNOMÈNE PEUT ÊTRE CAUSÉ PAR UNE VARIÉTÉ DE FACTEURS, Y COMPRIS LE VIEILLISSEMENT, LES BLESSURES ARTICULAIRES, L'OBÉSITÉ ET DES FACTEURS GÉNÉTIQUES. L'USURE DU CARTILAGE ENTRAÎNE UNE EXPOSITION PROGRESSIVE DES OS, CAUSANT DOULEUR ET RAIDEUR. À MESURE QUE LA MALADIE PROGRESSE, DES EXCROISSANCES OSSEUSES, APPELÉES OSTÉOPHYTES, PEUVENT SE DÉVELOPPER, AGGRAVANT DAVANTAGE LES SYMPTÔMES.

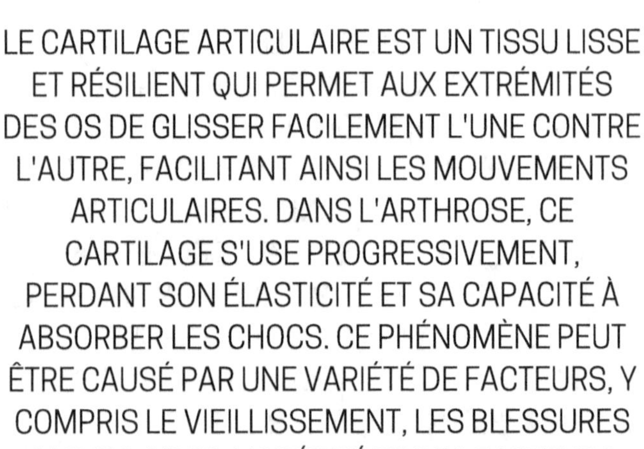
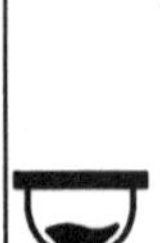

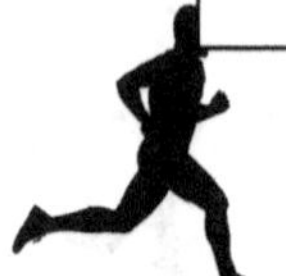
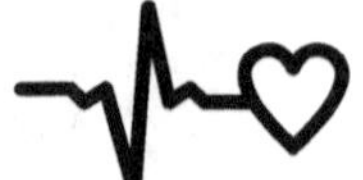
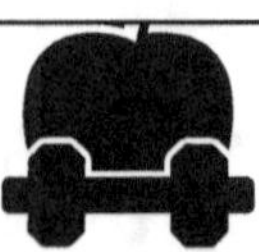
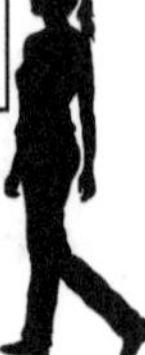

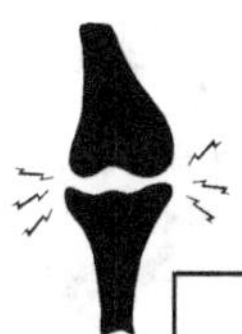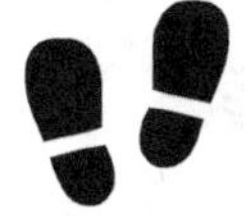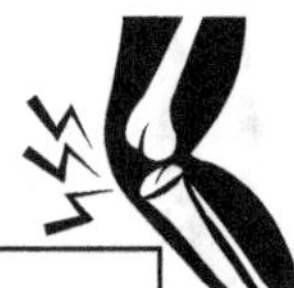

5

DOULEUR RAIDEUR

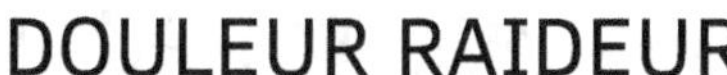

LES SYMPTÔMES DE L'ARTHROSE VARIENT D'UNE PERSONNE À L'AUTRE, MAIS LES PLUS COURANTS INCLUENT LA DOULEUR ARTICULAIRE, QUI PEUT S'INTENSIFIER APRÈS UNE PÉRIODE D'ACTIVITÉ OU À LA FIN DE LA JOURNÉE. LA RAIDEUR ARTICULAIRE EST ÉGALEMENT FRÉQUENTE, PARTICULIÈREMENT PERCEPTIBLE APRÈS DES PÉRIODES D'INACTIVITÉ, COMME LE MATIN. EN OUTRE, LA PERTE DE MOBILITÉ OU DE FLEXIBILITÉ DANS L'ARTICULATION AFFECTÉE EST UN SIGNE COURANT. CES SYMPTÔMES PEUVENT GRAVEMENT AFFECTER LA QUALITÉ DE VIE, RENDANT LES ACTIVITÉS QUOTIDIENNES DIFFICILES ET DOULOUREUSES. LA GESTION DE CES SYMPTÔMES EST UN ASPECT CLÉ DU TRAITEMENT DE L'ARTHROSE, IMPLIQUANT SOUVENT DES MÉDICAMENTS, DES THÉRAPIES PHYSIQUES ET DES CHANGEMENTS DE MODE DE VIE.

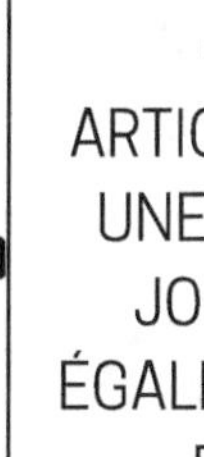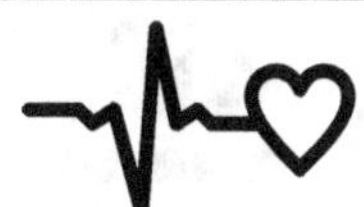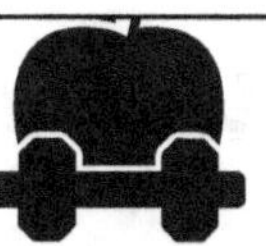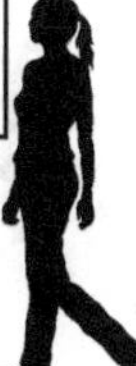

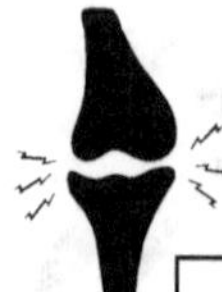
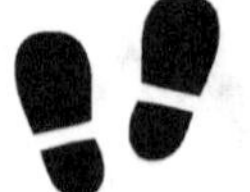

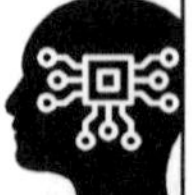

6

PROGRESSION CHRONIQUE

L'ARTHROSE EST CARACTÉRISÉE PAR SA NATURE CHRONIQUE, SIGNIFIANT QU'ELLE DURE LONGTEMPS, SOUVENT TOUTE LA VIE. ELLE EST ÉGALEMENT PROGRESSIVE, CE QUI SIGNIFIE QUE LES SYMPTÔMES S'AGGRAVENT GÉNÉRALEMENT AVEC LE TEMPS. ACTUELLEMENT, IL N'EXISTE AUCUN REMÈDE POUR INVERSER LE PROCESSUS D'ARTHROSE, MAIS PLUSIEURS TRAITEMENTS PEUVENT AIDER À GÉRER LES SYMPTÔMES ET À RALENTIR SA PROGRESSION. LA GESTION DE L'ARTHROSE IMPLIQUE SOUVENT UNE COMBINAISON DE MÉDICAMENTS, D'EXERCICES, DE THÉRAPIE PHYSIQUE ET, DANS CERTAINS CAS, DE CHIRURGIE. IL EST ESSENTIEL POUR LES PERSONNES ATTEINTES D'ARTHROSE DE TRAVAILLER ÉTROITEMENT AVEC LEURS PROFESSIONNELS DE SANTÉ POUR DÉVELOPPER UN PLAN DE TRAITEMENT ADAPTÉ À LEURS BESOINS SPÉCIFIQUES.

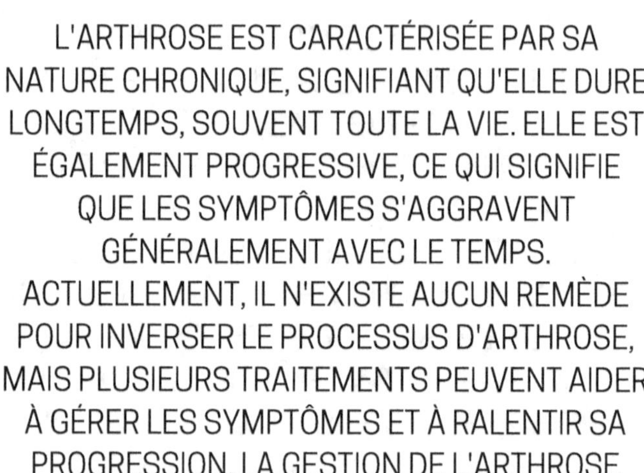

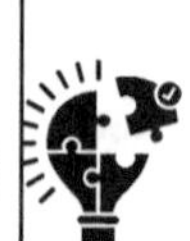

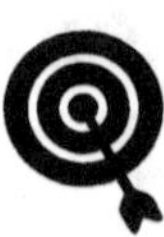
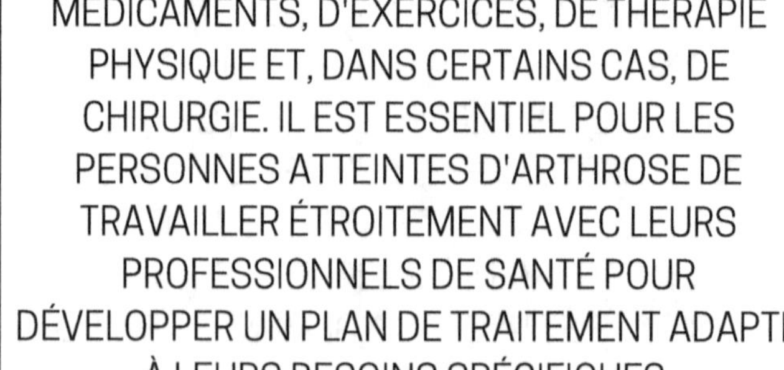
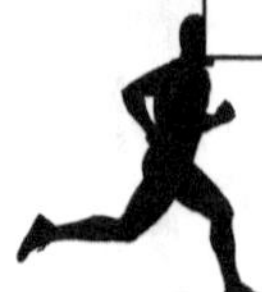
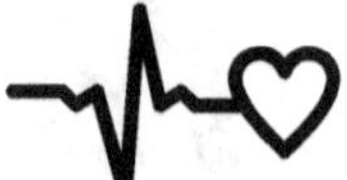
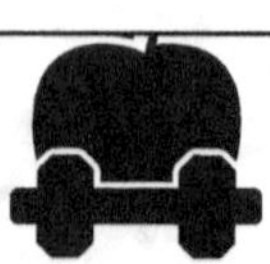
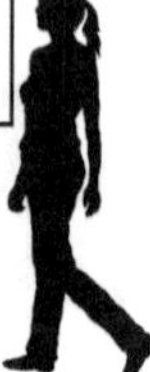

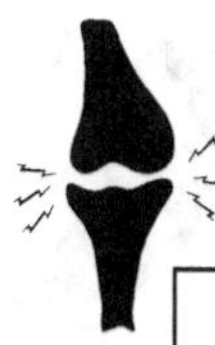
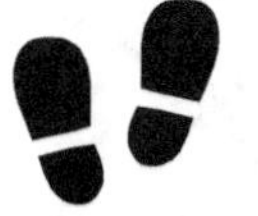

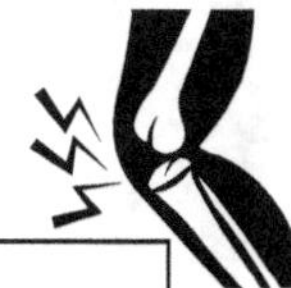

7

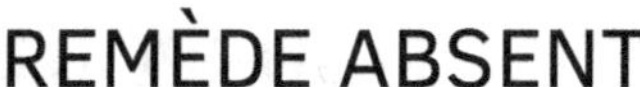

REMÈDE ABSENT

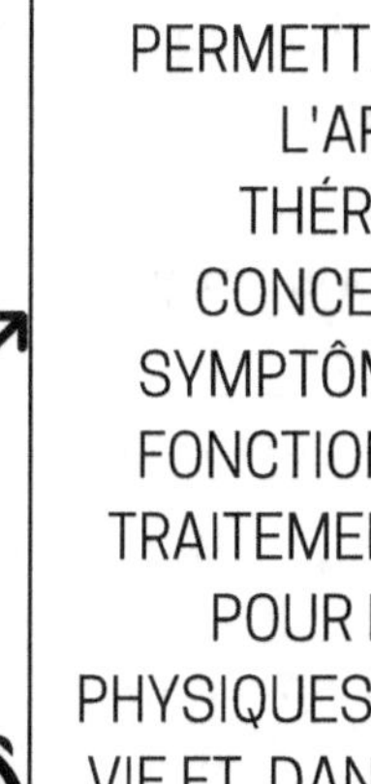

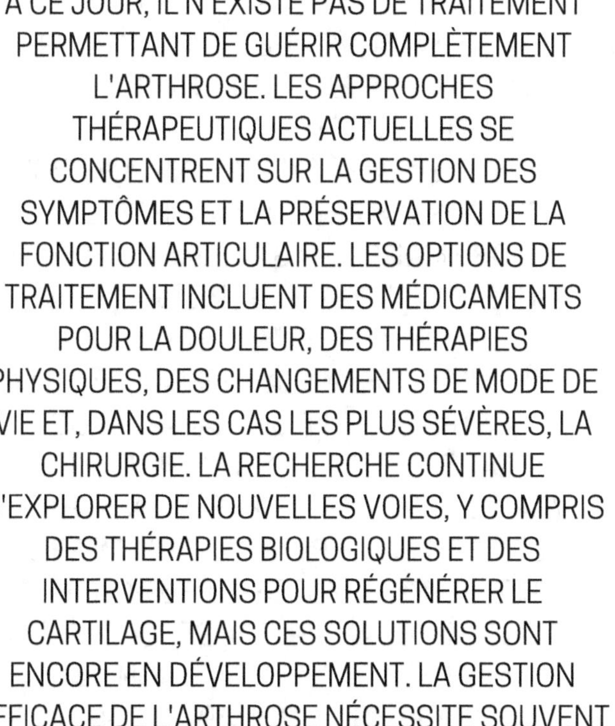

À CE JOUR, IL N'EXISTE PAS DE TRAITEMENT PERMETTANT DE GUÉRIR COMPLÈTEMENT L'ARTHROSE. LES APPROCHES THÉRAPEUTIQUES ACTUELLES SE CONCENTRENT SUR LA GESTION DES SYMPTÔMES ET LA PRÉSERVATION DE LA FONCTION ARTICULAIRE. LES OPTIONS DE TRAITEMENT INCLUENT DES MÉDICAMENTS POUR LA DOULEUR, DES THÉRAPIES PHYSIQUES, DES CHANGEMENTS DE MODE DE VIE ET, DANS LES CAS LES PLUS SÉVÈRES, LA CHIRURGIE. LA RECHERCHE CONTINUE D'EXPLORER DE NOUVELLES VOIES, Y COMPRIS DES THÉRAPIES BIOLOGIQUES ET DES INTERVENTIONS POUR RÉGÉNÉRER LE CARTILAGE, MAIS CES SOLUTIONS SONT ENCORE EN DÉVELOPPEMENT. LA GESTION EFFICACE DE L'ARTHROSE NÉCESSITE SOUVENT UNE APPROCHE HOLISTIQUE, IMPLIQUANT À LA FOIS DES SOINS MÉDICAUX ET DES ADAPTATIONS PERSONNELLES.

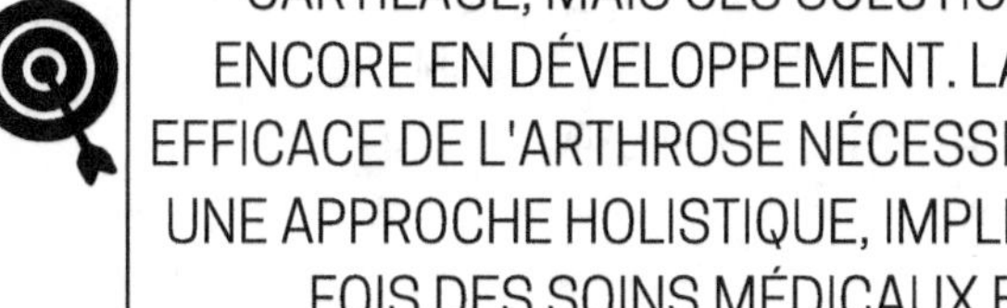
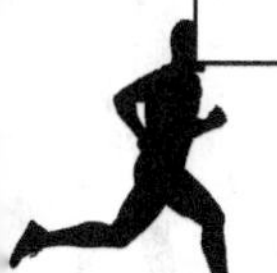
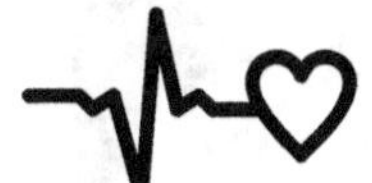
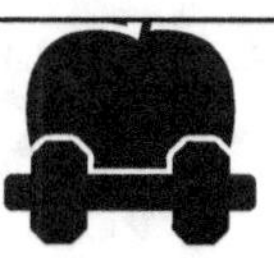
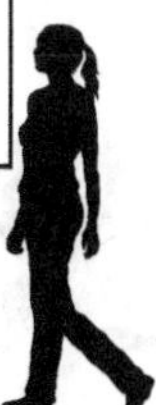

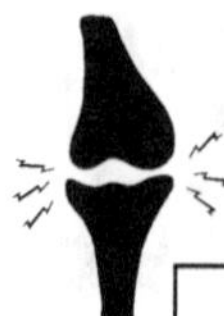
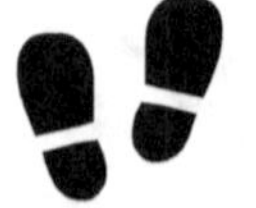

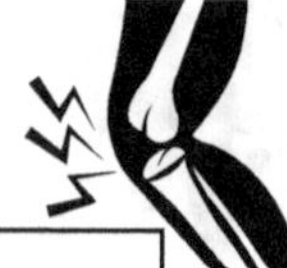
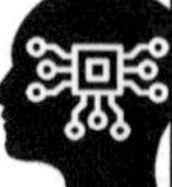

RISQUE SURPOIDS

LE SURPOIDS OU L'OBÉSITÉ SONT DES FACTEURS DE RISQUE MAJEURS POUR L'ARTHROSE, EN PARTICULIER POUR L'ARTHROSE DU GENOU. LE POIDS SUPPLÉMENTAIRE EXERCE UNE PRESSION ACCRUE SUR LES ARTICULATIONS PORTEUSES DE POIDS, COMME LES GENOUX, ACCÉLÉRANT L'USURE DU CARTILAGE. DE PLUS, LA GRAISSE CORPORELLE PEUT PRODUIRE DES SUBSTANCES INFLAMMATOIRES QUI PEUVENT CONTRIBUER À LA DÉGRADATION DU CARTILAGE. PERDRE DU POIDS PEUT RÉDUIRE SIGNIFICATIVEMENT LA PRESSION SUR LES GENOUX ET DIMINUER LA DOULEUR. MÊME UNE PERTE DE POIDS MODESTE PEUT AVOIR UN IMPACT IMPORTANT SUR LA RÉDUCTION DES SYMPTÔMES ET LA PRÉVENTION DE LA PROGRESSION DE L'ARTHROSE.

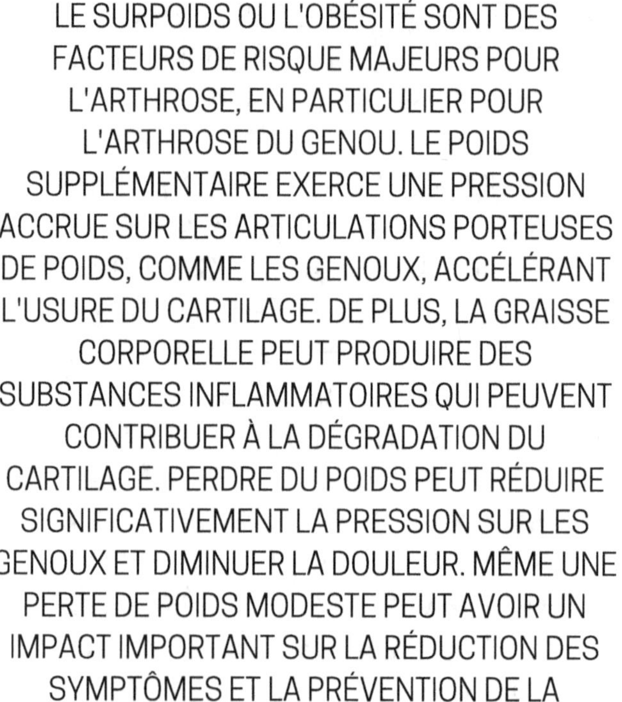

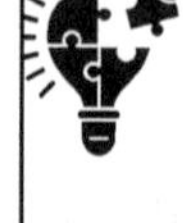

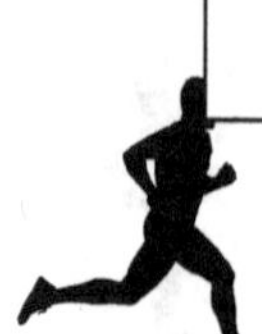
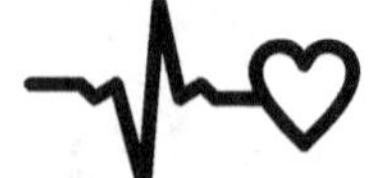
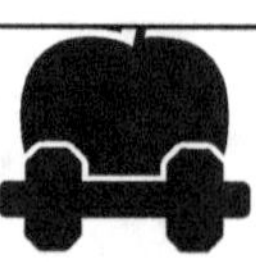
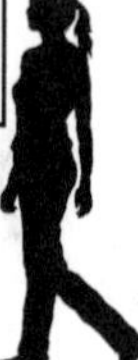

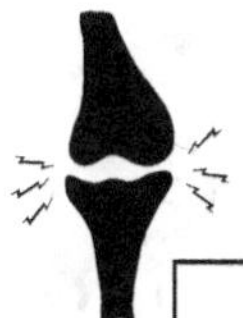
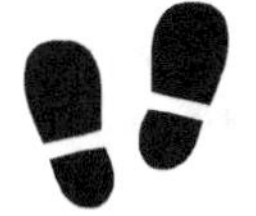

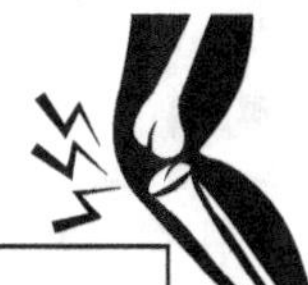

9

BIENFAITS EXERCICE

L'ACTIVITÉ PHYSIQUE EST UNE COMPOSANTE ESSENTIELLE DANS LA GESTION DE L'ARTHROSE. L'EXERCICE RÉGULIER AIDE À MAINTENIR LA FLEXIBILITÉ DES ARTICULATIONS, RENFORCE LES MUSCLES QUI SOUTIENNENT LES ARTICULATIONS ET CONTRIBUE À LA GESTION DU POIDS. DES ACTIVITÉS À FAIBLE IMPACT TELLES QUE LA MARCHE, LA NATATION OU LE VÉLO SONT PARTICULIÈREMENT BÉNÉFIQUES. L'EXERCICE AIDE ÉGALEMENT À SOULAGER LA DOULEUR ET À AMÉLIORER LA QUALITÉ DE VIE. IL EST IMPORTANT DE CHOISIR DES ACTIVITÉS ADAPTÉES À SON NIVEAU DE FORME PHYSIQUE ET DE CONSULTER UN PROFESSIONNEL DE LA SANTÉ OU UN PHYSIOTHÉRAPEUTE POUR ÉLABORER UN PROGRAMME D'EXERCICES PERSONNALISÉ.

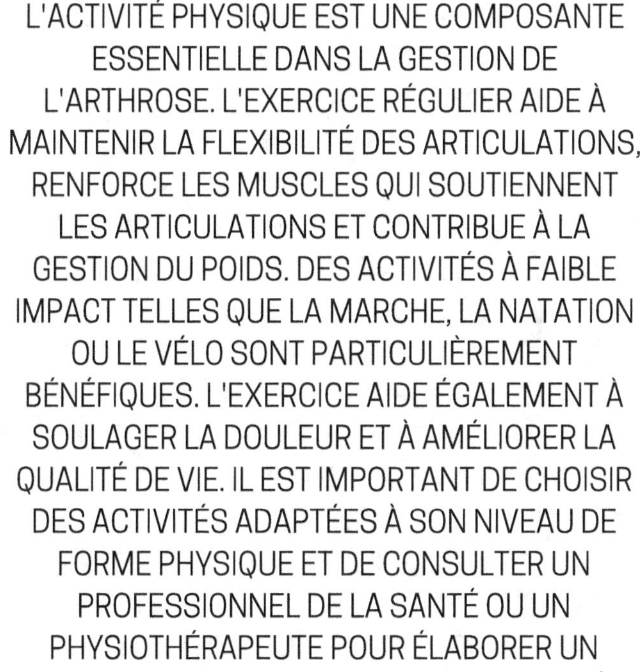

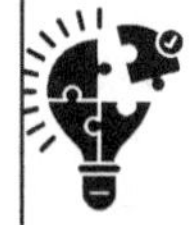

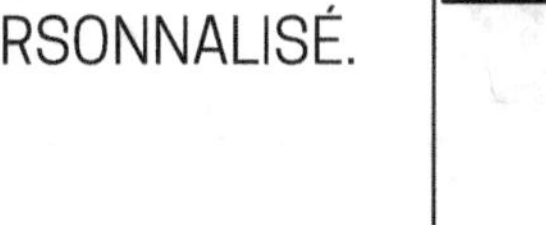
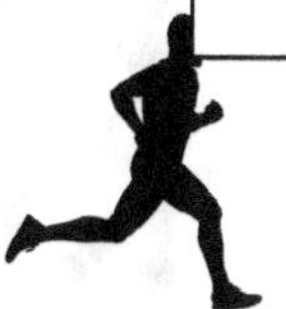
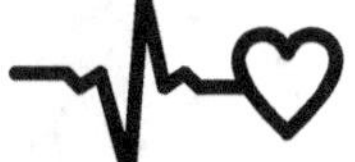
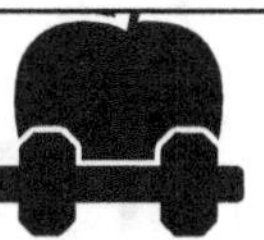
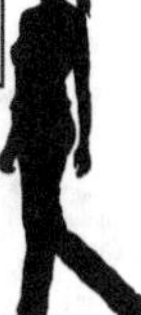

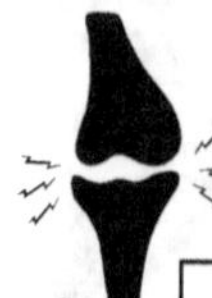
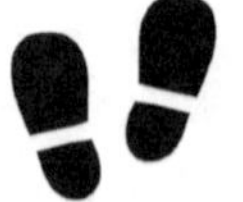

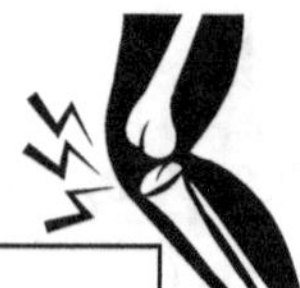
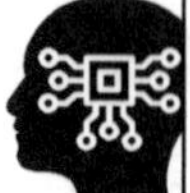

10

AINS UTILISÉS

LES AINS, TELS QUE L'IBUPROFÈNE, LE NAPROXÈNE ET L'ASPIRINE, SONT COURAMMENT PRESCRITS POUR SOULAGER LA DOULEUR ET L'INFLAMMATION DANS L'ARTHROSE. ILS AGISSENT EN RÉDUISANT LA PRODUCTION DE SUBSTANCES DANS LE CORPS QUI PROVOQUENT INFLAMMATION ET DOULEUR. BIEN QU'EFFICACES, LES AINS DOIVENT ÊTRE UTILISÉS AVEC PRÉCAUTION CAR ILS PEUVENT ENTRAÎNER DES EFFETS SECONDAIRES, NOTAMMENT DES TROUBLES GASTRO-INTESTINAUX ET UN RISQUE ACCRU DE PROBLÈMES CARDIAQUES ET RÉNAUX, SURTOUT LORSQU'ILS SONT UTILISÉS SUR UNE LONGUE PÉRIODE. IL EST CRUCIAL DE LES UTILISER CONFORMÉMENT AUX RECOMMANDATIONS DU MÉDECIN ET DE SURVEILLER TOUT EFFET INDÉSIRABLE.

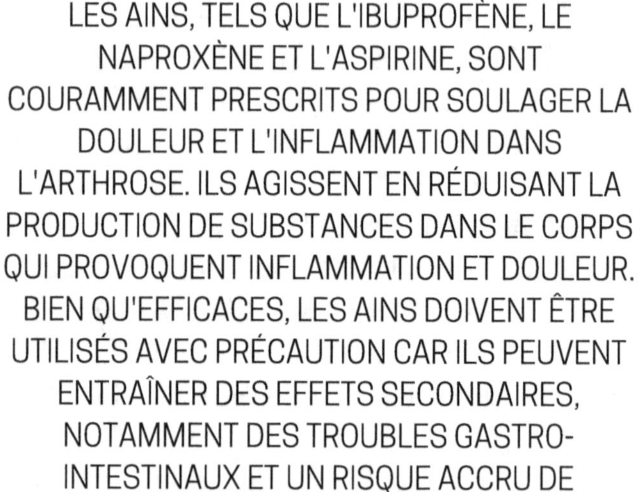

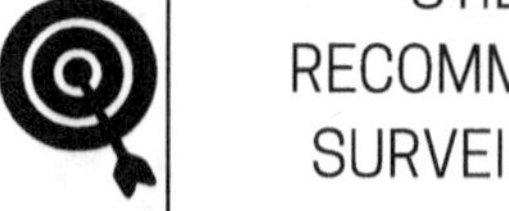

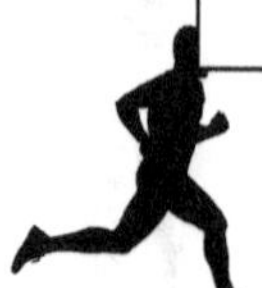
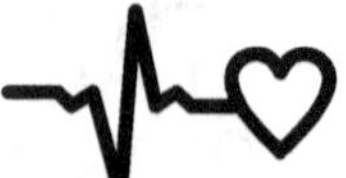
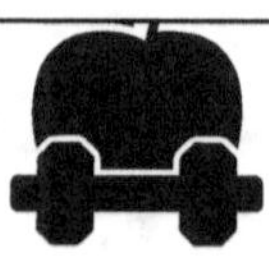
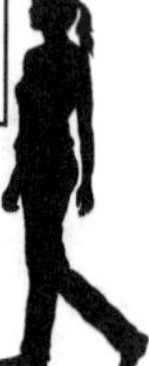

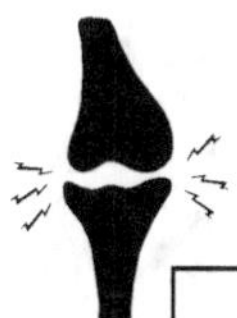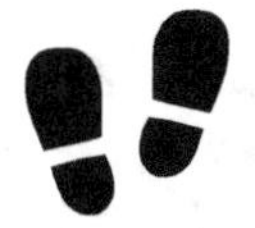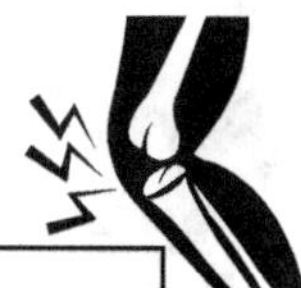

11

FEMMES VULNÉRABLES

LES RECHERCHES ONT MONTRÉ QUE L'ARTHROSE EST PLUS RÉPANDUE CHEZ LES FEMMES QUE CHEZ LES HOMMES, EN PARTICULIER APRÈS L'ÂGE DE 50 ANS. CETTE DIFFÉRENCE POURRAIT ÊTRE PARTIELLEMENT ATTRIBUÉE AUX CHANGEMENTS HORMONAUX ASSOCIÉS À LA MÉNOPAUSE, QUI POURRAIENT AFFECTER LA SANTÉ DU CARTILAGE. DE PLUS, LES FEMMES ONT TENDANCE À AVOIR DES ARTICULATIONS PLUS LARGES ET DES MUSCLES MOINS DENSES, CE QUI PEUT AUGMENTER LE RISQUE DE BLESSURES ET, PAR CONSÉQUENT, DE DÉVELOPPER DE L'ARTHROSE. LA PRISE DE CONSCIENCE DE CETTE PRÉDISPOSITION PERMET UNE MEILLEURE PRÉVENTION ET GESTION DE LA MALADIE CHEZ LES FEMMES.

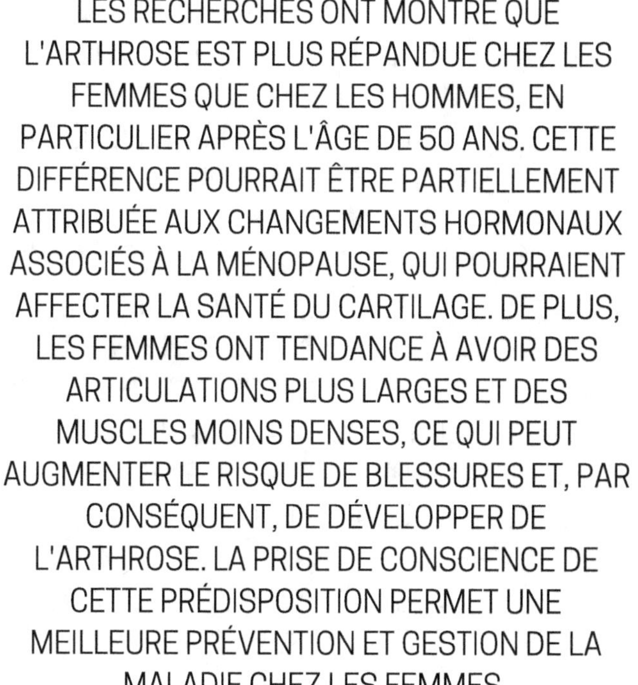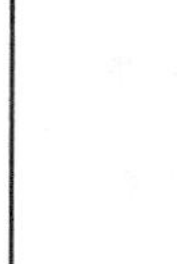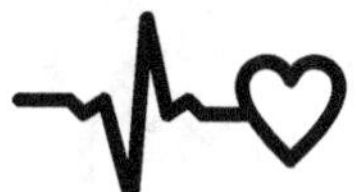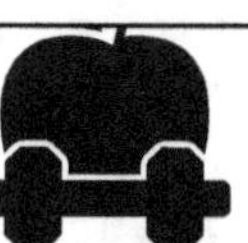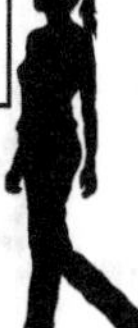

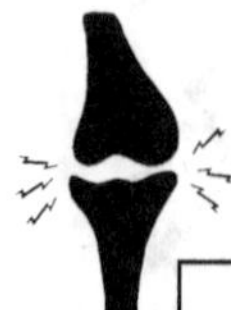
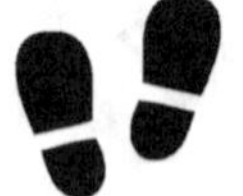

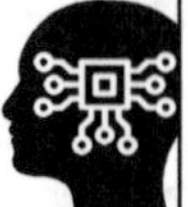

12

FACTEUR HÉRÉDITAIRE

BIEN QUE L'ARTHROSE SOIT SOUVENT ASSOCIÉE AU VIEILLISSEMENT ET À L'USURE DES ARTICULATIONS, DES FACTEURS GÉNÉTIQUES PEUVENT ÉGALEMENT JOUER UN RÔLE SIGNIFICATIF. SI VOUS AVEZ DES MEMBRES DE LA FAMILLE, EN PARTICULIER DES PARENTS OU DES FRÈRES ET SŒURS, QUI ONT SOUFFERT D'ARTHROSE, VOUS POURRIEZ AVOIR UN RISQUE ACCRU DE DÉVELOPPER LA MALADIE. LES CHERCHEURS ONT IDENTIFIÉ PLUSIEURS GÈNES QUI POURRAIENT ÊTRE LIÉS À UNE PLUS GRANDE SUSCEPTIBILITÉ À L'ARTHROSE. LA COMPRÉHENSION DE L'ASPECT HÉRÉDITAIRE DE L'ARTHROSE EST IMPORTANTE POUR LE DÉVELOPPEMENT DE STRATÉGIES DE PRÉVENTION ET DE TRAITEMENTS CIBLÉS.

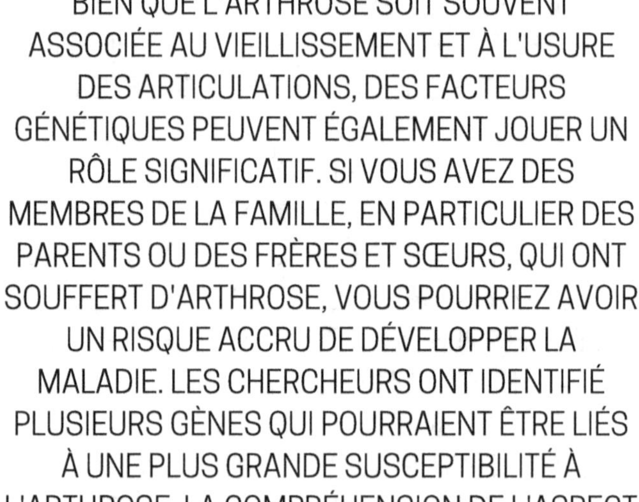

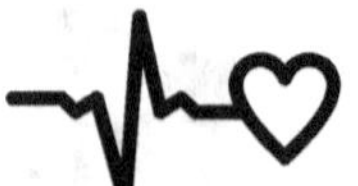
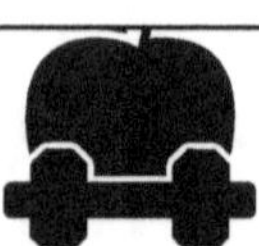
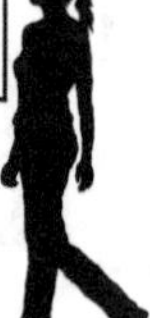

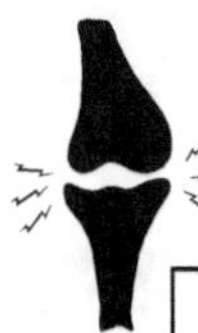
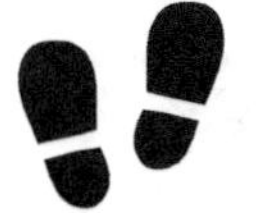

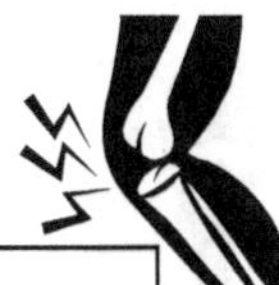

13

AGGRAVATION CLIMATIQUE

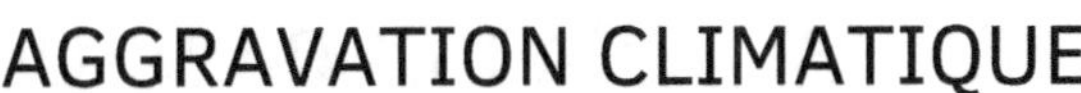

DE NOMBREUSES PERSONNES ATTEINTES D'ARTHROSE RAPPORTENT UNE AGGRAVATION DE LEURS SYMPTÔMES PAR TEMPS FROID ET HUMIDE. BIEN QUE LES RAISONS EXACTES NE SOIENT PAS ENTIÈREMENT COMPRISES, ON PENSE QUE LE FROID PEUT AUGMENTER LA VISCOSITÉ DU LIQUIDE SYNOVIAL, RENDANT LES ARTICULATIONS PLUS RAIDES ET PLUS DOULOUREUSES. L'HUMIDITÉ PEUT ÉGALEMENT PROVOQUER DES CHANGEMENTS DANS LA PRESSION BAROMÉTRIQUE, AFFECTANT LA TENSION DANS LES ARTICULATIONS ET EXACERBANT LA DOULEUR. POUR ATTÉNUER CES EFFETS, IL EST CONSEILLÉ DE SE TENIR AU CHAUD, D'UTILISER DES VÊTEMENTS PROTECTEURS ET DES COUVERTURES CHAUFFANTES, ET DE PRATIQUER RÉGULIÈREMENT DES EXERCICES POUR MAINTENIR LA MOBILITÉ ARTICULAIRE.

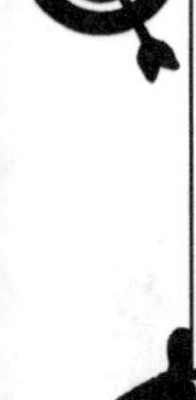
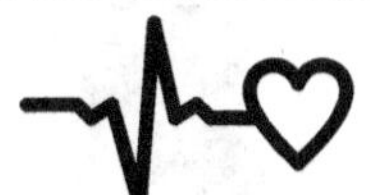
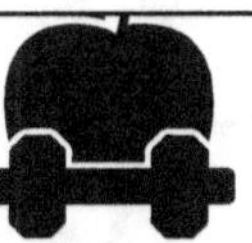
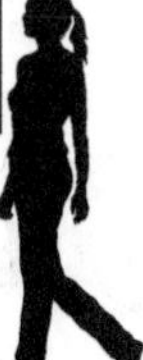

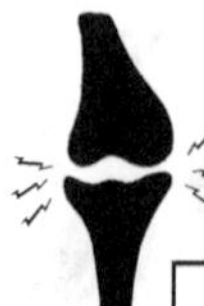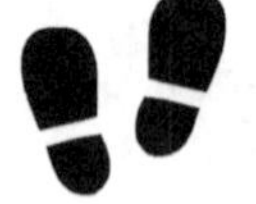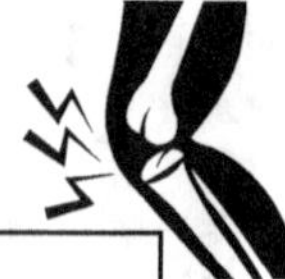

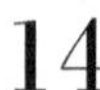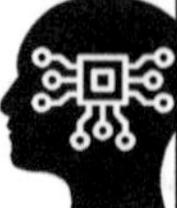

14

DIAGNOSTIC RADIOGRAPHIQUE

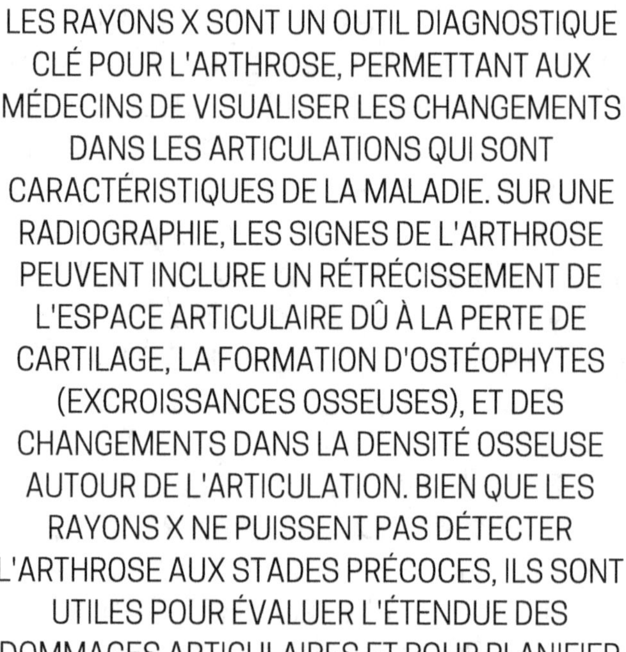

LES RAYONS X SONT UN OUTIL DIAGNOSTIQUE CLÉ POUR L'ARTHROSE, PERMETTANT AUX MÉDECINS DE VISUALISER LES CHANGEMENTS DANS LES ARTICULATIONS QUI SONT CARACTÉRISTIQUES DE LA MALADIE. SUR UNE RADIOGRAPHIE, LES SIGNES DE L'ARTHROSE PEUVENT INCLURE UN RÉTRÉCISSEMENT DE L'ESPACE ARTICULAIRE DÛ À LA PERTE DE CARTILAGE, LA FORMATION D'OSTÉOPHYTES (EXCROISSANCES OSSEUSES), ET DES CHANGEMENTS DANS LA DENSITÉ OSSEUSE AUTOUR DE L'ARTICULATION. BIEN QUE LES RAYONS X NE PUISSENT PAS DÉTECTER L'ARTHROSE AUX STADES PRÉCOCES, ILS SONT UTILES POUR ÉVALUER L'ÉTENDUE DES DOMMAGES ARTICULAIRES ET POUR PLANIFIER LE TRAITEMENT APPROPRIÉ.

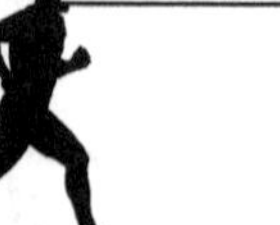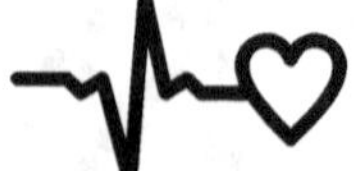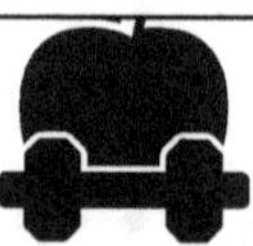

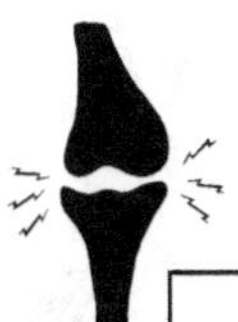
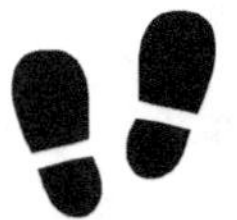

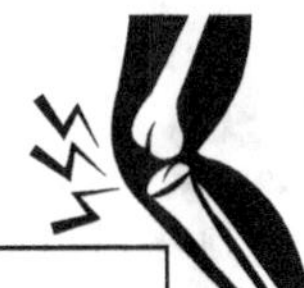
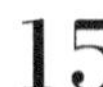
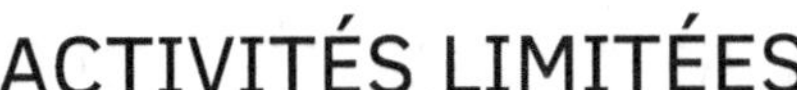
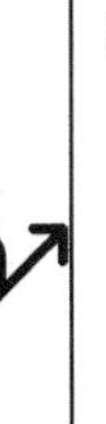

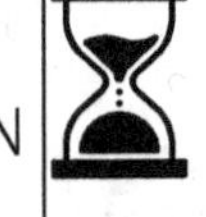
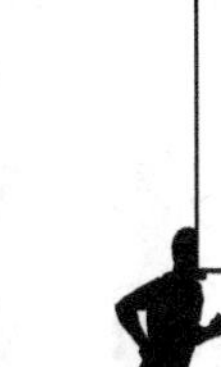

15

ACTIVITÉS LIMITÉES

L'ARTHROSE PEUT AVOIR UN IMPACT SIGNIFICATIF SUR LA CAPACITÉ À EFFECTUER DES ACTIVITÉS QUOTIDIENNES. LA DOULEUR ET LA RAIDEUR ARTICULAIRES PEUVENT RENDRE DIFFICILES DES TÂCHES SIMPLES COMME MARCHER, MONTER DES ESCALIERS, S'HABILLER, OU MÊME ÉCRIRE. CELA PEUT ENTRAÎNER UNE DIMINUTION DE L'AUTONOMIE ET AFFECTER LA QUALITÉ DE VIE. LES PERSONNES ATTEINTES D'ARTHROSE PEUVENT TROUVER UTILE DE MODIFIER LEUR ENVIRONNEMENT POUR RÉDUIRE LA CONTRAINTE SUR LES ARTICULATIONS, COMME L'UTILISATION D'OUTILS D'AIDE À LA MOBILITÉ, L'AMÉNAGEMENT DE LA MAISON POUR MINIMISER LES DÉPLACEMENTS, ET L'ADOPTION DE TECHNIQUES POUR GÉRER LA DOULEUR. LA PARTICIPATION À DES PROGRAMMES DE RÉADAPTATION PEUT ÉGALEMENT ÊTRE BÉNÉFIQUE POUR APPRENDRE À GÉRER LA MALADIE EFFICACEMENT.

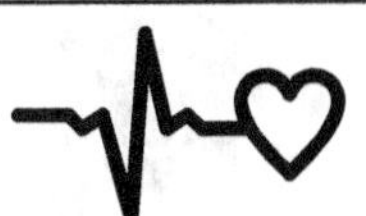
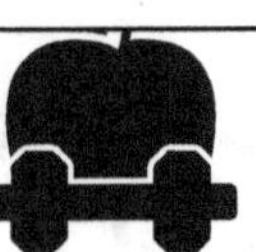
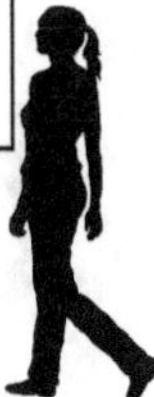

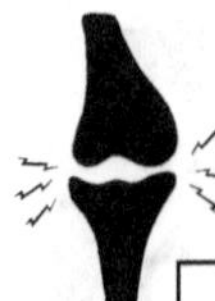
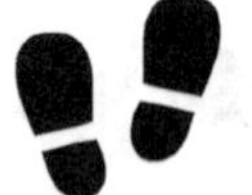

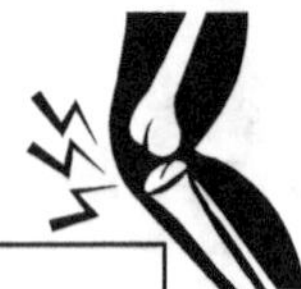

16

CARTILAGE FRAGILE

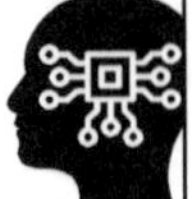

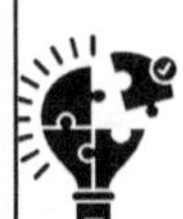

LE CARTILAGE ARTICULAIRE, QUI JOUE UN RÔLE CLÉ DANS LE BON FONCTIONNEMENT DES ARTICULATIONS, A UNE CAPACITÉ DE RÉGÉNÉRATION TRÈS LIMITÉE. CONTRAIREMENT À D'AUTRES TISSUS DU CORPS, LE CARTILAGE NE CONTIENT PAS DE VAISSEAUX SANGUINS, CE QUI LIMITE SA CAPACITÉ À SE RÉPARER APRÈS UNE BLESSURE OU UNE USURE. CELA SIGNIFIE QUE LES DOMMAGES AU CARTILAGE CAUSÉS PAR L'ARTHROSE SONT SOUVENT IRRÉVERSIBLES. LA RECHERCHE ACTUELLE SE CONCENTRE SUR LE DÉVELOPPEMENT DE TRAITEMENTS POUVANT STIMULER LA RÉGÉNÉRATION DU CARTILAGE OU LE REMPLACER, MAIS CES OPTIONS SONT ENCORE EN COURS D'ÉLABORATION ET NE SONT PAS LARGEMENT DISPONIBLES.

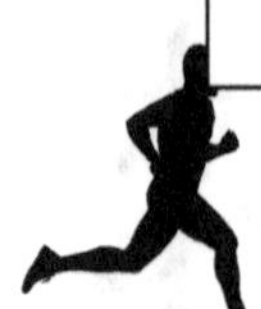
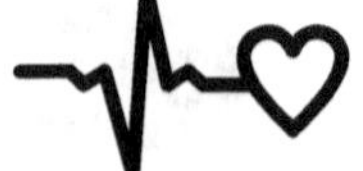
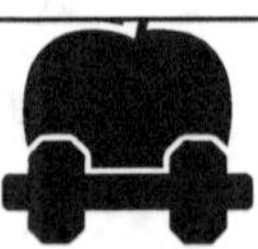
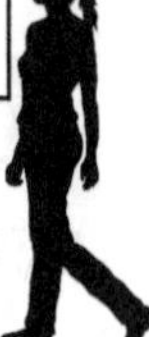

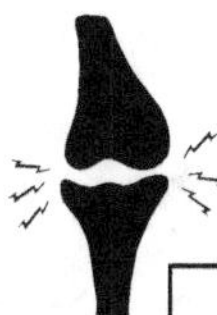
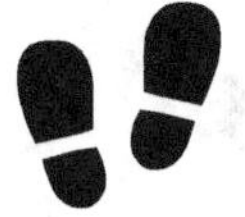
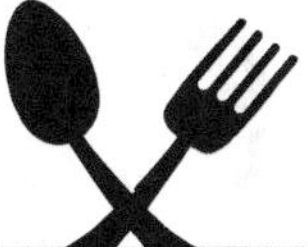

17

ALLÈGEMENT POIDS

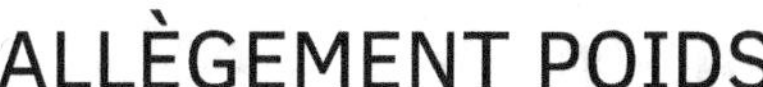

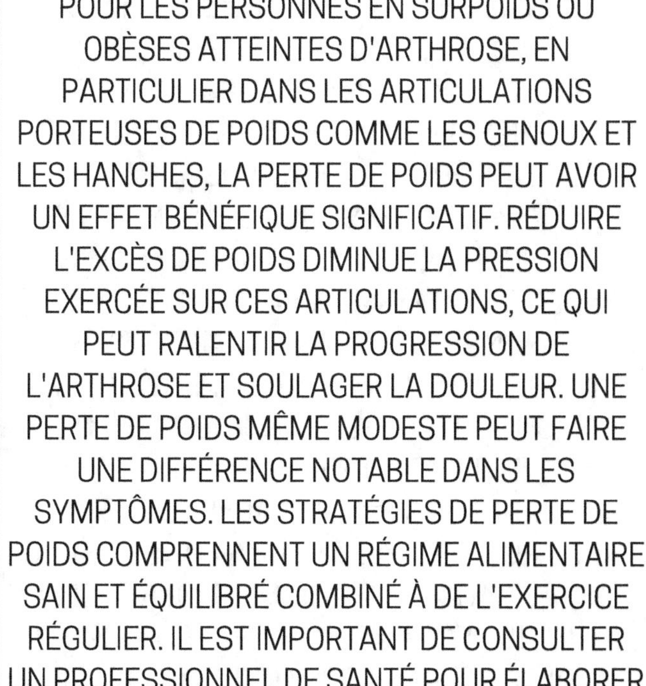

POUR LES PERSONNES EN SURPOIDS OU OBÈSES ATTEINTES D'ARTHROSE, EN PARTICULIER DANS LES ARTICULATIONS PORTEUSES DE POIDS COMME LES GENOUX ET LES HANCHES, LA PERTE DE POIDS PEUT AVOIR UN EFFET BÉNÉFIQUE SIGNIFICATIF. RÉDUIRE L'EXCÈS DE POIDS DIMINUE LA PRESSION EXERCÉE SUR CES ARTICULATIONS, CE QUI PEUT RALENTIR LA PROGRESSION DE L'ARTHROSE ET SOULAGER LA DOULEUR. UNE PERTE DE POIDS MÊME MODESTE PEUT FAIRE UNE DIFFÉRENCE NOTABLE DANS LES SYMPTÔMES. LES STRATÉGIES DE PERTE DE POIDS COMPRENNENT UN RÉGIME ALIMENTAIRE SAIN ET ÉQUILIBRÉ COMBINÉ À DE L'EXERCICE RÉGULIER. IL EST IMPORTANT DE CONSULTER UN PROFESSIONNEL DE SANTÉ POUR ÉLABORER UN PLAN DE PERTE DE POIDS SÛR ET EFFICACE.

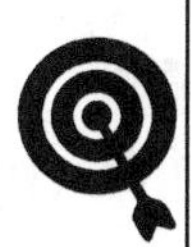
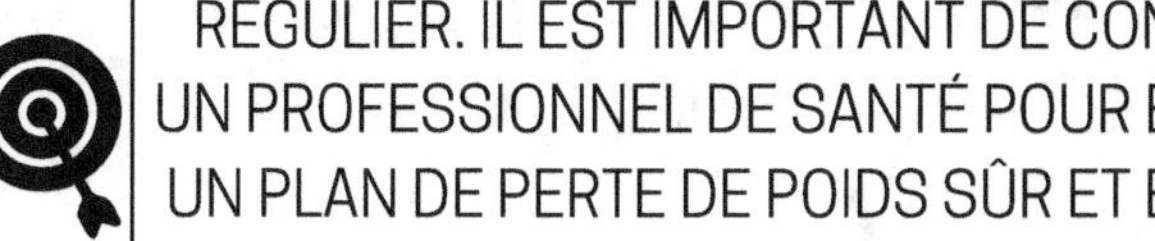
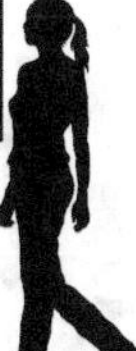
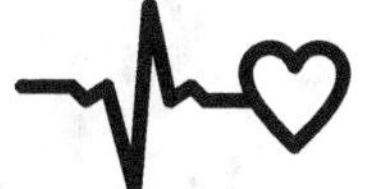
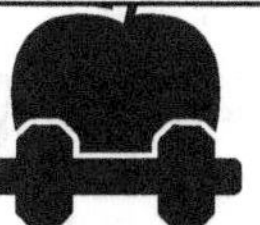
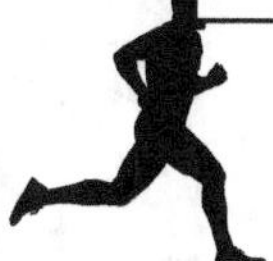

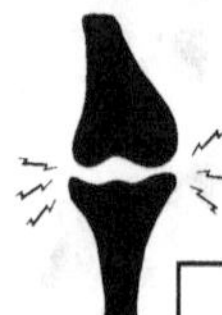
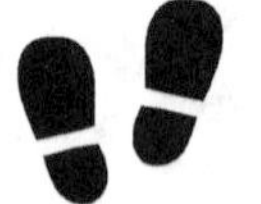

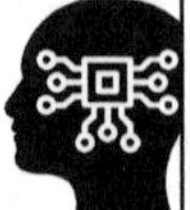

18

DIAGNOSTIC SANGUIN

CONTRAIREMENT À D'AUTRES FORMES D'ARTHRITE, COMME LA POLYARTHRITE RHUMATOÏDE, IL N'EXISTE PAS DE TEST SANGUIN SPÉCIFIQUE POUR DIAGNOSTIQUER L'ARTHROSE. LE DIAGNOSTIC EST GÉNÉRALEMENT BASÉ SUR LES SYMPTÔMES CLINIQUES, L'EXAMEN PHYSIQUE ET LES RÉSULTATS D'IMAGES MÉDICALES COMME LES RAYONS X. BIEN QUE CERTAINS TESTS SANGUINS PUISSENT ÊTRE UTILISÉS POUR EXCLURE D'AUTRES CONDITIONS, ILS NE PEUVENT PAS CONFIRMER LA PRÉSENCE D'ARTHROSE. CETTE ABSENCE DE BIOMARQUEURS SPÉCIFIQUES DANS LE SANG REND LE DIAGNOSTIC DE L'ARTHROSE QUELQUE PEU DÉPENDANT DE L'INTERPRÉTATION CLINIQUE ET DES TECHNIQUES D'IMAGERIE.

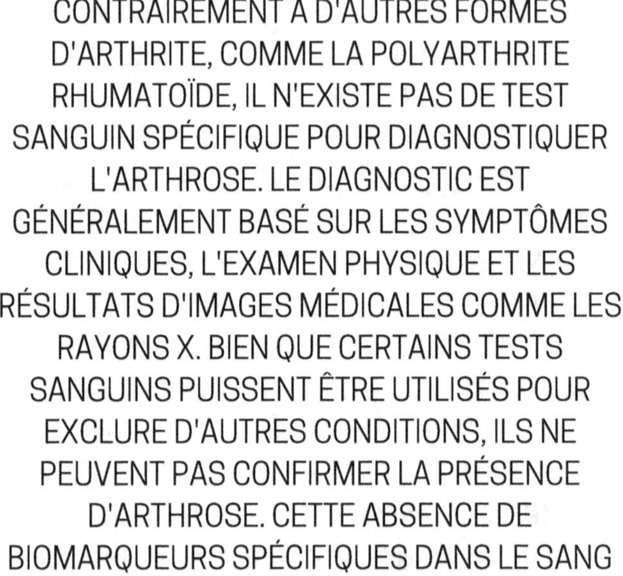

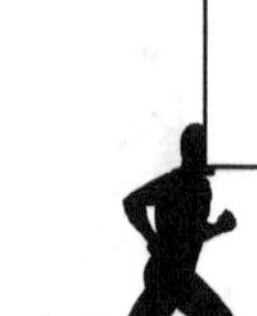
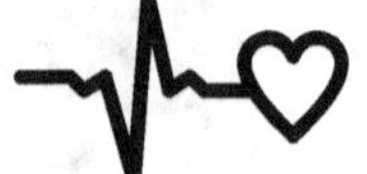
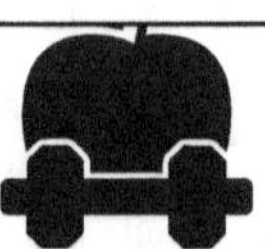
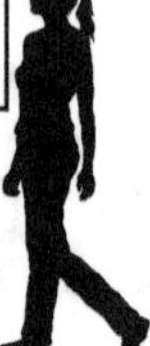

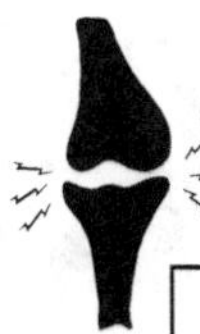
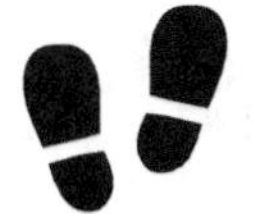

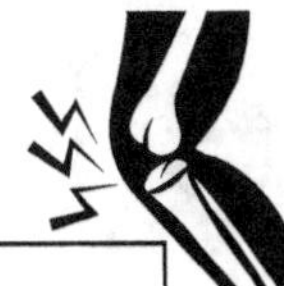
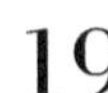
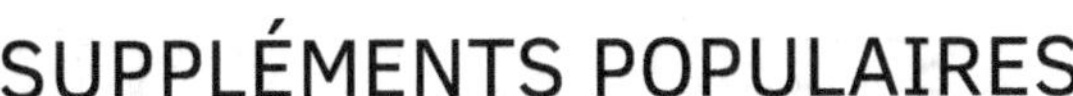
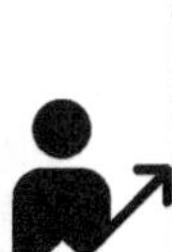

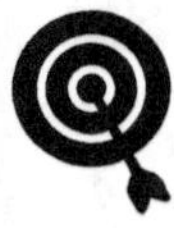

19

SUPPLÉMENTS POPULAIRES

LES COMPLÉMENTS DE GLUCOSAMINE ET DE CHONDROÏTINE SONT LARGEMENT UTILISÉS PAR LES PERSONNES SOUFFRANT D'ARTHROSE DANS L'ESPOIR DE SOULAGER LA DOULEUR ET DE RALENTIR LA PROGRESSION DE LA MALADIE. LA GLUCOSAMINE EST CENSÉE AIDER À LA FORMATION ET À LA RÉPARATION DU CARTILAGE, TANDIS QUE LA CHONDROÏTINE EST CENSÉE FAVORISER L'ÉLASTICITÉ DU CARTILAGE ET EMPÊCHER SA DÉGRADATION. BIEN QUE CERTAINS UTILISATEURS SIGNALENT UN SOULAGEMENT DES SYMPTÔMES, LES ÉTUDES SCIENTIFIQUES SUR LEUR EFFICACITÉ ONT DONNÉ DES RÉSULTATS MITIGÉS. IL EST IMPORTANT DE CONSULTER UN MÉDECIN AVANT DE PRENDRE CES SUPPLÉMENTS, EN PARTICULIER SI VOUS PRENEZ D'AUTRES MÉDICAMENTS, CAR ILS PEUVENT INTERAGIR AVEC EUX.

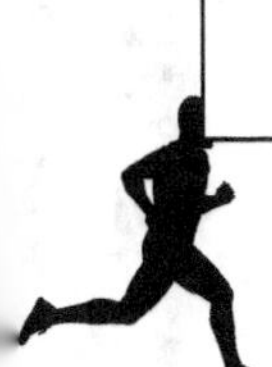
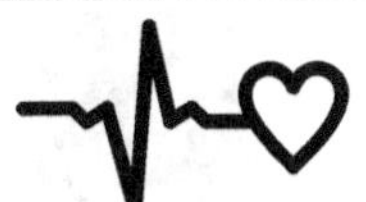
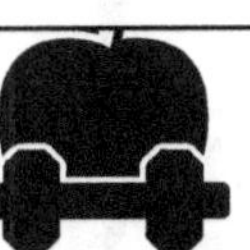
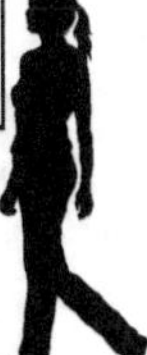

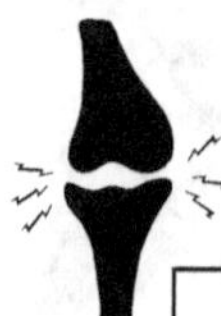
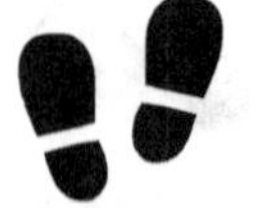

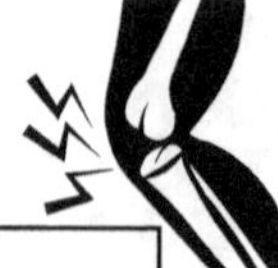
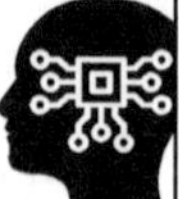

20

PHYSIOTHÉRAPIE BÉNÉFIQUE

LA PHYSIOTHÉRAPIE JOUE UN RÔLE CRUCIAL DANS LA GESTION DE L'ARTHROSE. ELLE VISE À AMÉLIORER LA FONCTION ARTICULAIRE, À RENFORCER LES MUSCLES AUTOUR DES ARTICULATIONS, ET À AUGMENTER LA GAMME DE MOUVEMENTS. LES PHYSIOTHÉRAPEUTES UTILISENT UNE VARIÉTÉ DE TECHNIQUES, Y COMPRIS DES EXERCICES PERSONNALISÉS, LA THÉRAPIE MANUELLE, ET PARFOIS DES APPAREILS TELS QUE L'ULTRASON OU LA STIMULATION ÉLECTRIQUE. ILS PEUVENT ÉGALEMENT FOURNIR DES CONSEILS SUR LA GESTION DE LA DOULEUR ET SUR LES ADAPTATIONS DU MODE DE VIE QUI PEUVENT AIDER À VIVRE AVEC L'ARTHROSE. LA PHYSIOTHÉRAPIE EST SOUVENT RECOMMANDÉE COMME UN TRAITEMENT DE PREMIÈRE LIGNE, AVANT D'ENVISAGER DES OPTIONS PLUS INVASIVES COMME LA CHIRURGIE.

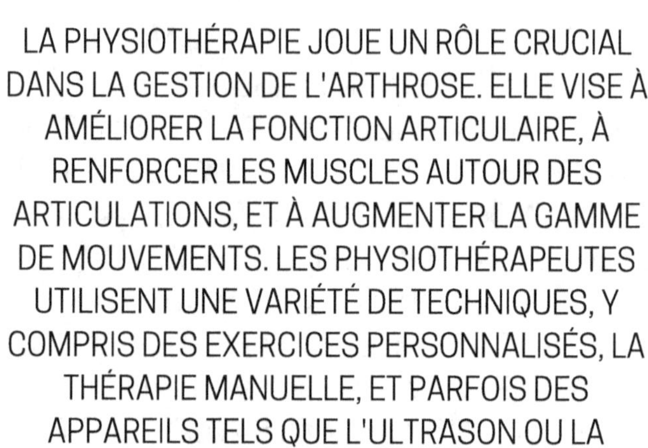

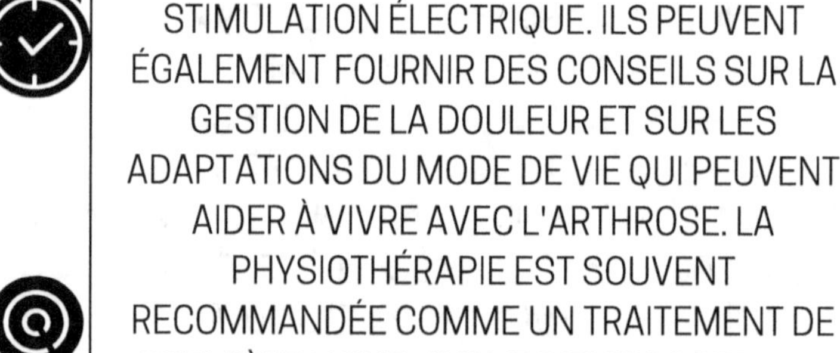

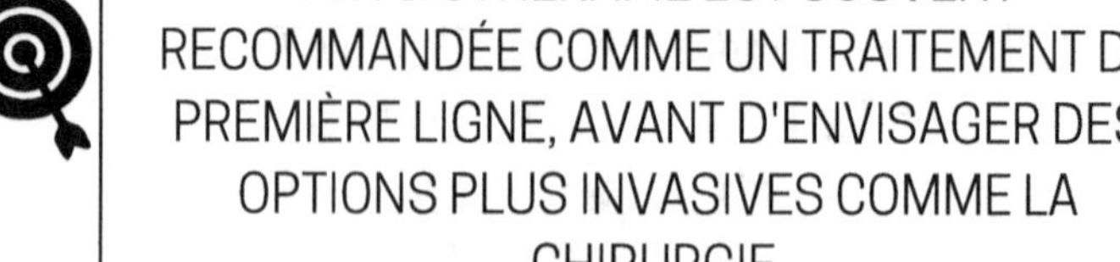
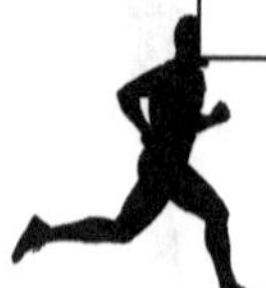
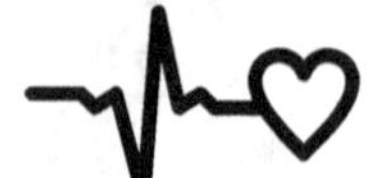
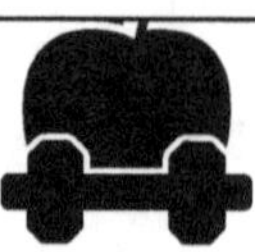
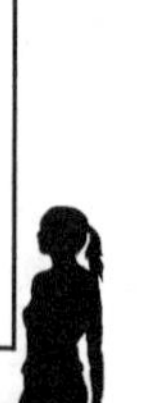
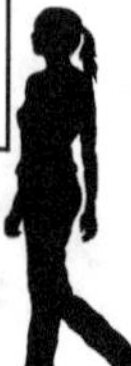

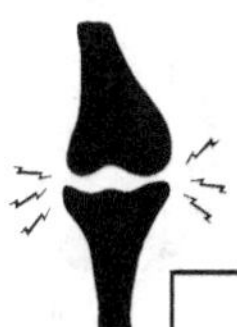
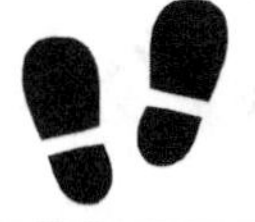

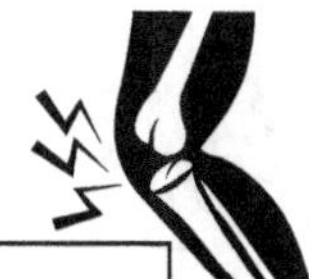

21

SOULAGEMENT CORTISONE

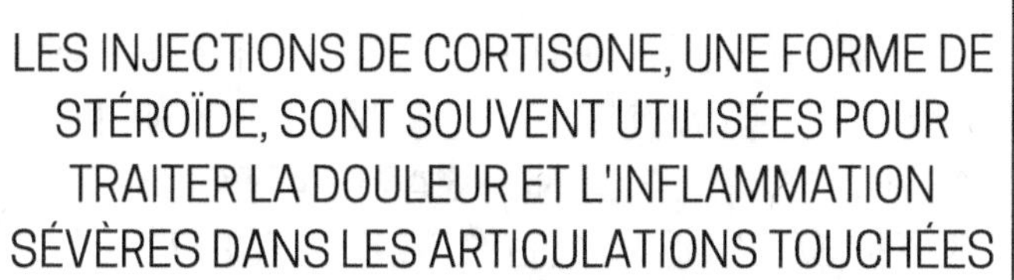
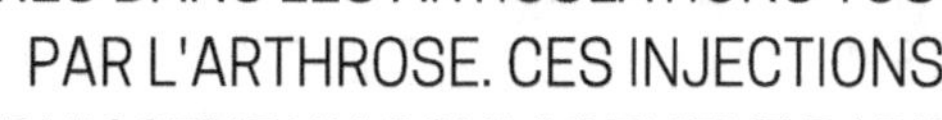

LES INJECTIONS DE CORTISONE, UNE FORME DE STÉROÏDE, SONT SOUVENT UTILISÉES POUR TRAITER LA DOULEUR ET L'INFLAMMATION SÉVÈRES DANS LES ARTICULATIONS TOUCHÉES PAR L'ARTHROSE. CES INJECTIONS FOURNISSENT UN SOULAGEMENT RAPIDE ET PEUVENT DURER PLUSIEURS SEMAINES OU MOIS. CEPENDANT, LEUR EFFET EST GÉNÉRALEMENT TEMPORAIRE, ET IL EXISTE DES LIMITES SUR LE NOMBRE D'INJECTIONS QUE L'ON PEUT RECEVOIR DANS UNE ARTICULATION DONNÉE, CAR UN USAGE FRÉQUENT PEUT POTENTIELLEMENT ENDOMMAGER L'ARTICULATION SUR LE LONG TERME. LES INJECTIONS DE CORTISONE SONT PARTICULIÈREMENT UTILES POUR LES PERSONNES QUI N'ONT PAS RÉPONDU À D'AUTRES FORMES DE TRAITEMENT CONSERVATEUR.

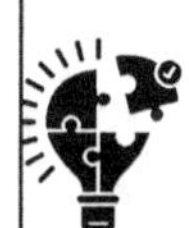

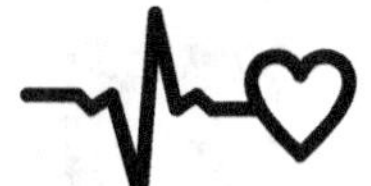
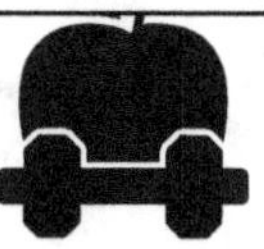
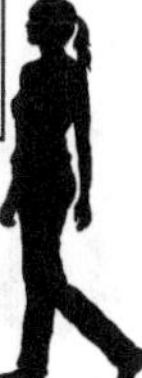

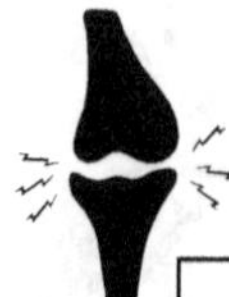
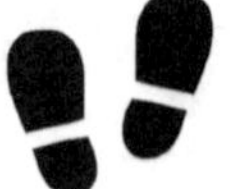

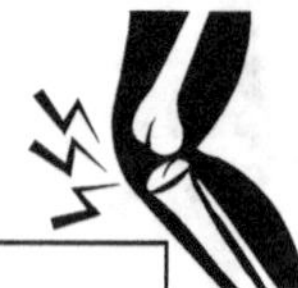
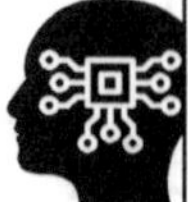

22

DÉFORMATIONS ARTICULAIRES

L'AVANCÉE DE L'ARTHROSE PEUT ENTRAÎNER DES CHANGEMENTS STRUCTURELS DANS LES ARTICULATIONS, CONDUISANT PARFOIS À DES DÉFORMATIONS VISIBLES. CES DÉFORMATIONS RÉSULTENT DE LA DÉTÉRIORATION DU CARTILAGE, DE LA CROISSANCE D'OSTÉOPHYTES (EXCROISSANCES OSSEUSES), ET DE MODIFICATIONS DANS LA FORME ET LA COMPOSITION DES OS. LES ARTICULATIONS DES DOIGTS, DES GENOUX ET DES HANCHES SONT PARMI LES PLUS SUSCEPTIBLES À CES CHANGEMENTS. CES DÉFORMATIONS PEUVENT AFFECTER LA MOBILITÉ ET LA CAPACITÉ À EFFECTUER DES TÂCHES QUOTIDIENNES, ET PEUVENT NÉCESSITER DES INTERVENTIONS ADAPTATIVES OU CHIRURGICALES POUR AMÉLIORER LA FONCTION ET RÉDUIRE LA DOULEUR.

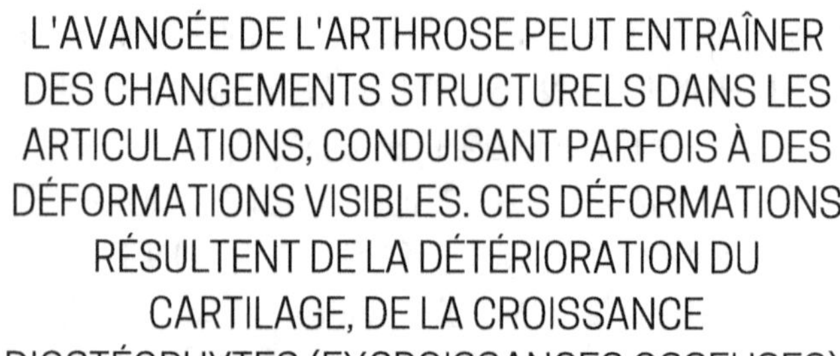
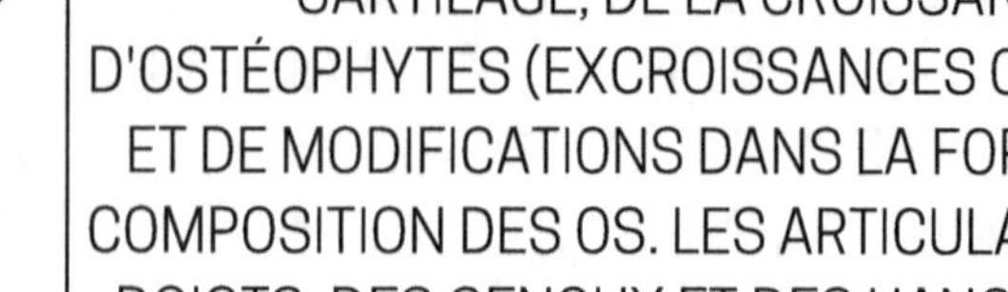
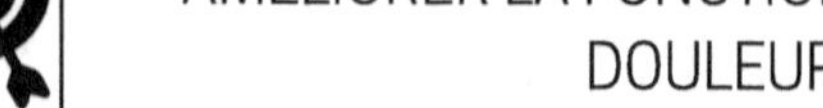

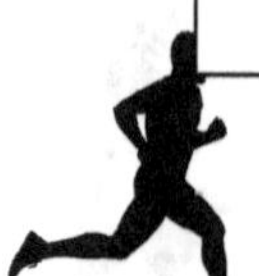
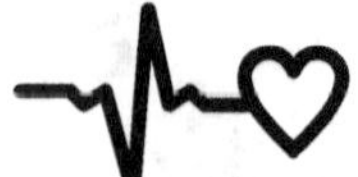
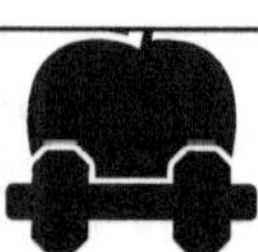
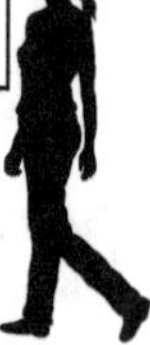
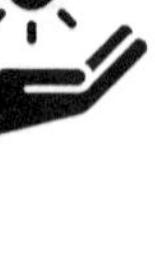
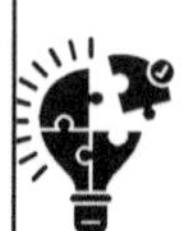

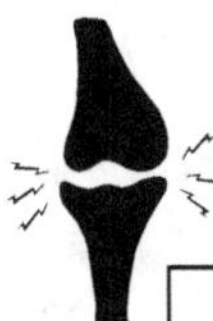
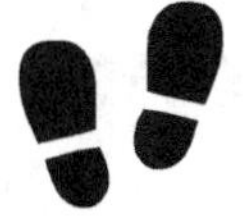

23

STRESS DOLOROGÈNE

LE LIEN ENTRE LE STRESS, L'ANXIÉTÉ ET L'ARTHROSE EST COMPLEXE. LE STRESS ET L'ANXIÉTÉ PEUVENT NON SEULEMENT AUGMENTER LA PERCEPTION DE LA DOULEUR MAIS AUSSI CONTRIBUER À DES TENSIONS MUSCULAIRES, EXACERBANT AINSI LES SYMPTÔMES DE L'ARTHROSE. DE PLUS, LE STRESS CHRONIQUE PEUT AFFECTER LE SYSTÈME IMMUNITAIRE ET POTENTIELLEMENT INFLUENCER L'INFLAMMATION DANS LE CORPS. GÉRER LE STRESS ET L'ANXIÉTÉ À TRAVERS DES PRATIQUES DE RELAXATION, DES THÉRAPIES COMPORTEMENTALES, OU LE SOUTIEN PSYCHOLOGIQUE PEUT AIDER À RÉDUIRE L'IMPACT GLOBAL DE L'ARTHROSE SUR LA QUALITÉ DE VIE.

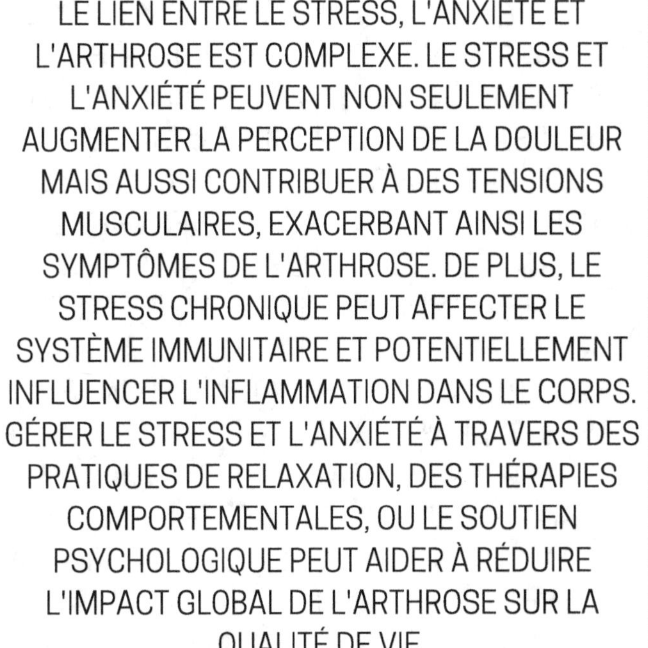
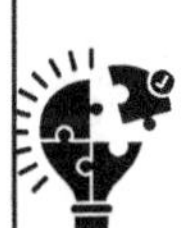

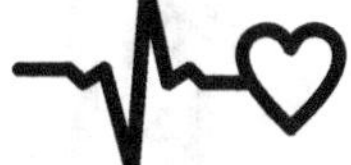
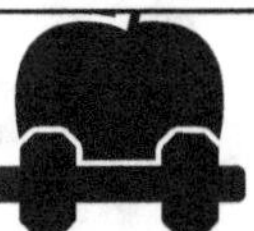
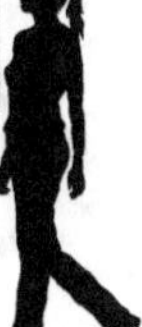

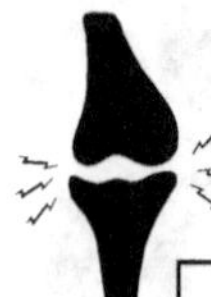
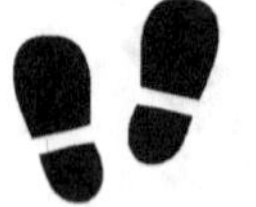

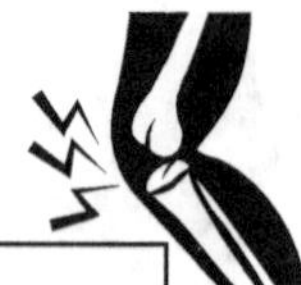
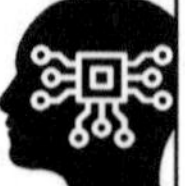

24

DIÈTE SALUTAIRE

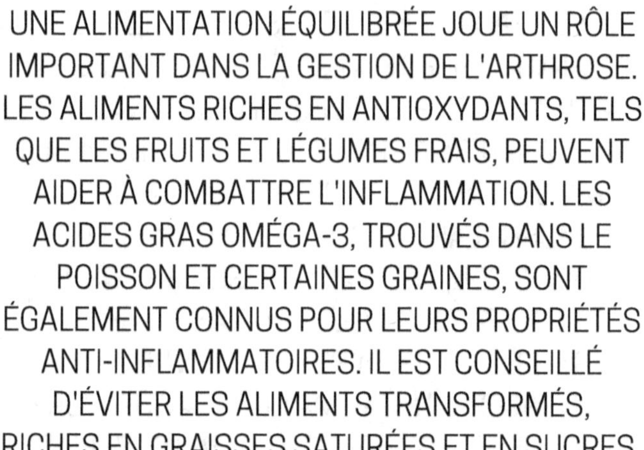

UNE ALIMENTATION ÉQUILIBRÉE JOUE UN RÔLE IMPORTANT DANS LA GESTION DE L'ARTHROSE. LES ALIMENTS RICHES EN ANTIOXYDANTS, TELS QUE LES FRUITS ET LÉGUMES FRAIS, PEUVENT AIDER À COMBATTRE L'INFLAMMATION. LES ACIDES GRAS OMÉGA-3, TROUVÉS DANS LE POISSON ET CERTAINES GRAINES, SONT ÉGALEMENT CONNUS POUR LEURS PROPRIÉTÉS ANTI-INFLAMMATOIRES. IL EST CONSEILLÉ D'ÉVITER LES ALIMENTS TRANSFORMÉS, RICHES EN GRAISSES SATURÉES ET EN SUCRES, QUI PEUVENT AGGRAVER L'INFLAMMATION. MAINTENIR UN POIDS SANTÉ GRÂCE À UNE ALIMENTATION ÉQUILIBRÉE AIDE ÉGALEMENT À RÉDUIRE LA PRESSION SUR LES ARTICULATIONS PORTEUSES DE POIDS, DIMINUANT AINSI LA DOULEUR ET LA PROGRESSION DE L'ARTHROSE.

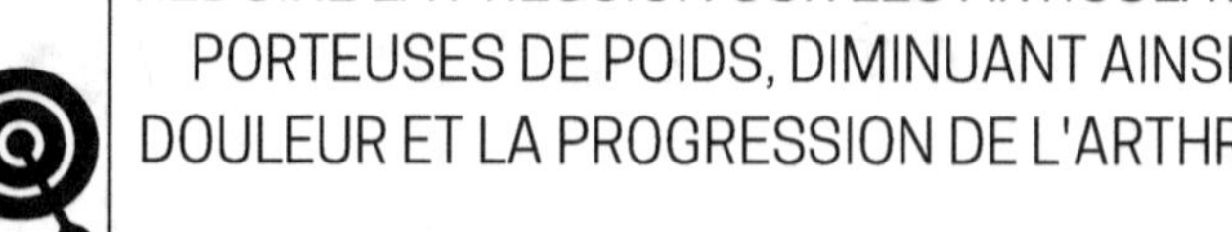

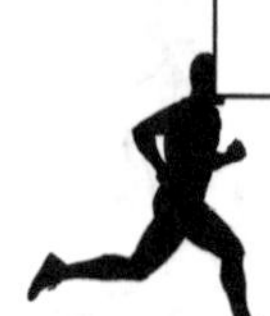
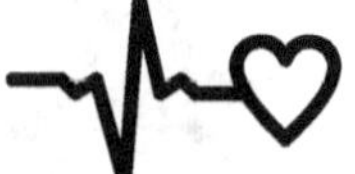
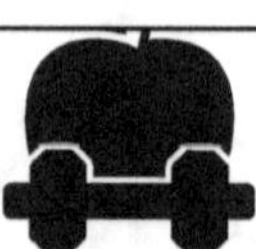
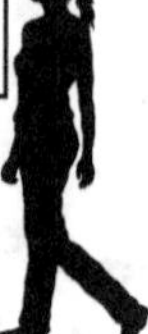

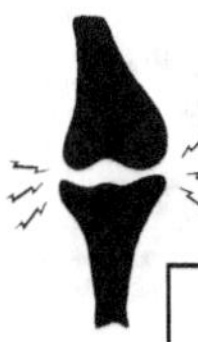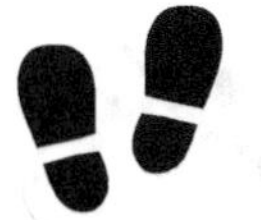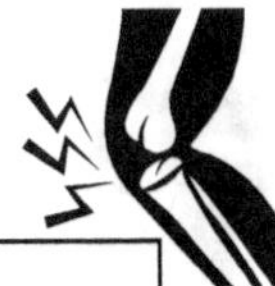

25

CLIMAT NON-CAUSAL

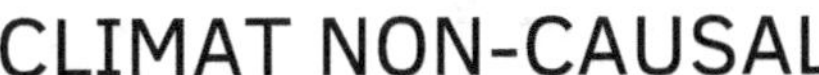

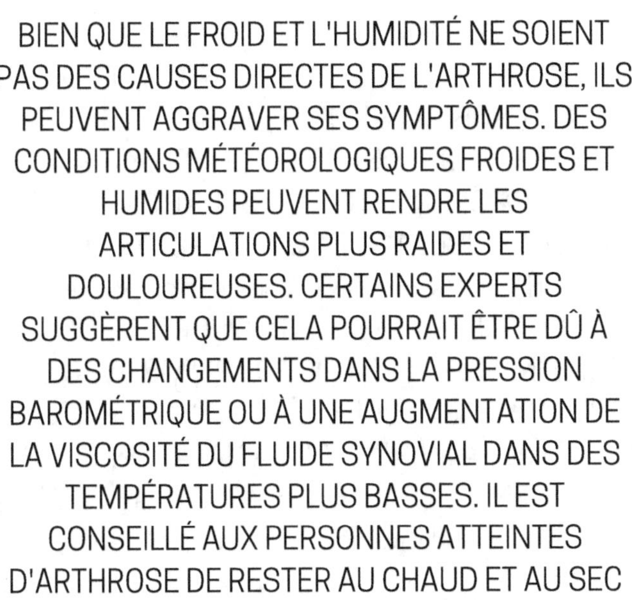

BIEN QUE LE FROID ET L'HUMIDITÉ NE SOIENT PAS DES CAUSES DIRECTES DE L'ARTHROSE, ILS PEUVENT AGGRAVER SES SYMPTÔMES. DES CONDITIONS MÉTÉOROLOGIQUES FROIDES ET HUMIDES PEUVENT RENDRE LES ARTICULATIONS PLUS RAIDES ET DOULOUREUSES. CERTAINS EXPERTS SUGGÈRENT QUE CELA POURRAIT ÊTRE DÛ À DES CHANGEMENTS DANS LA PRESSION BAROMÉTRIQUE OU À UNE AUGMENTATION DE LA VISCOSITÉ DU FLUIDE SYNOVIAL DANS DES TEMPÉRATURES PLUS BASSES. IL EST CONSEILLÉ AUX PERSONNES ATTEINTES D'ARTHROSE DE RESTER AU CHAUD ET AU SEC PENDANT LES SAISONS FROIDES ET HUMIDES POUR AIDER À MINIMISER CES EFFETS.

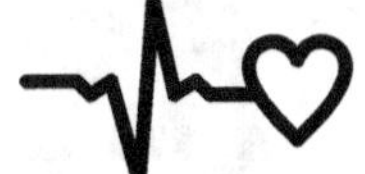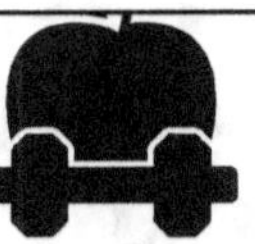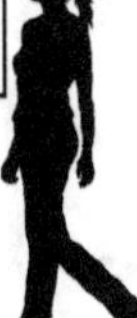

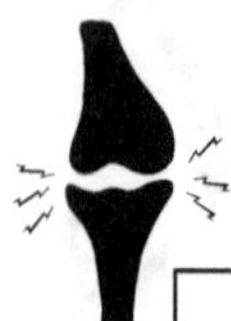
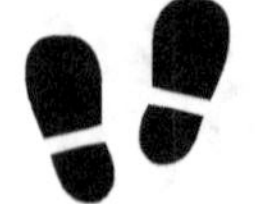

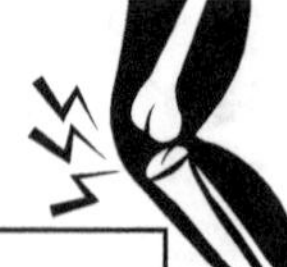

REPOS ÉQUILIBRÉ

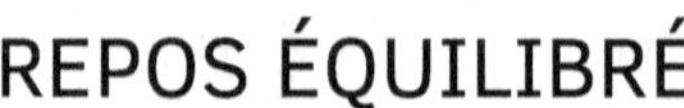
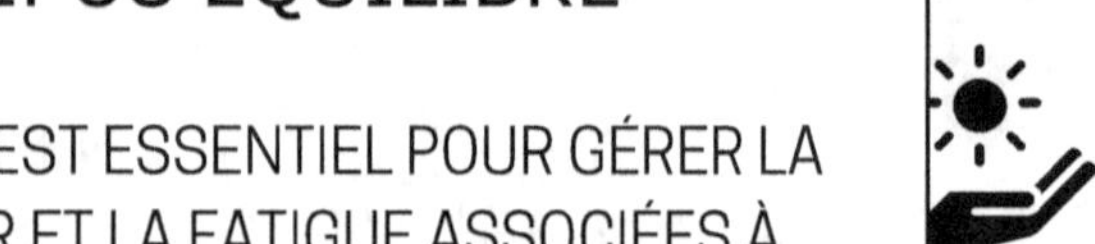

LE REPOS EST ESSENTIEL POUR GÉRER LA DOULEUR ET LA FATIGUE ASSOCIÉES À L'ARTHROSE, MAIS UN ÉQUILIBRE DOIT ÊTRE TROUVÉ. TROP D'INACTIVITÉ PEUT ENTRAÎNER UNE RAIDEUR ARTICULAIRE, UNE PERTE DE FORCE MUSCULAIRE ET UNE DIMINUTION DE LA MOBILITÉ, EXACERBANT AINSI LES SYMPTÔMES DE L'ARTHROSE. IL EST IMPORTANT DE COMBINER DES PÉRIODES DE REPOS AVEC DES ACTIVITÉS PHYSIQUES RÉGULIÈRES ADAPTÉES, COMME LA MARCHE OU LA NATATION, POUR MAINTENIR LA SANTÉ DES ARTICULATIONS ET DES MUSCLES ENVIRONNANTS.

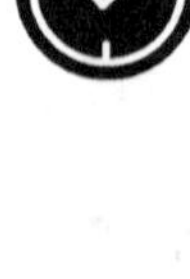

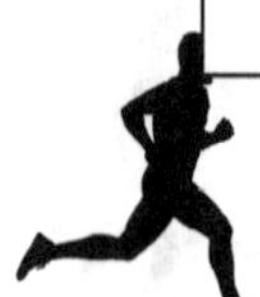
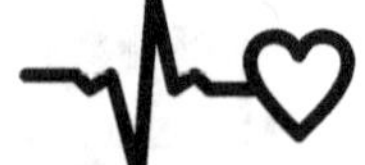
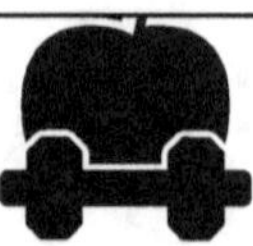

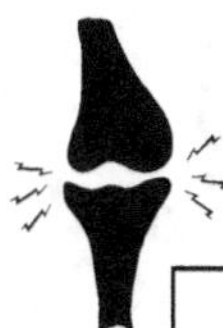
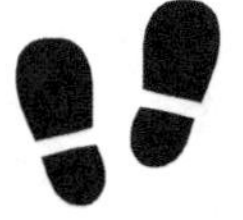

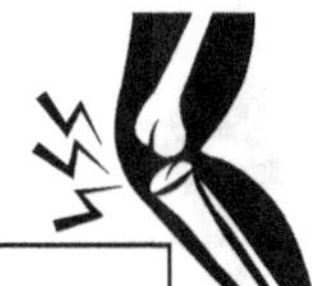

27

DOULEUR ACUPUNCTURE

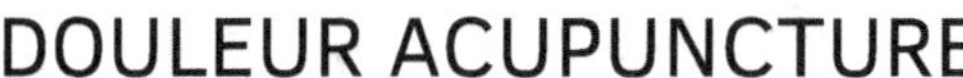

L'ACUPUNCTURE, UNE PRATIQUE DE LA MÉDECINE TRADITIONNELLE CHINOISE, EST PARFOIS UTILISÉE POUR SOULAGER LA DOULEUR DE L'ARTHROSE. CETTE TECHNIQUE IMPLIQUE L'INSERTION DE FINES AIGUILLES EN DES POINTS SPÉCIFIQUES DU CORPS POUR RÉÉQUILIBRER L'ÉNERGIE VITALE. DES ÉTUDES ONT MONTRÉ QUE L'ACUPUNCTURE PEUT ÊTRE EFFICACE POUR RÉDUIRE CERTAINS TYPES DE DOULEUR ARTICULAIRE. BIEN QU'ELLE NE SOIT PAS UN REMÈDE POUR L'ARTHROSE, L'ACUPUNCTURE PEUT ÊTRE ENVISAGÉE COMME UNE PARTIE D'UN PLAN DE GESTION GLOBALE DE LA DOULEUR, EN COMPLÉMENT D'AUTRES TRAITEMENTS MÉDICAUX ET PHYSIQUES.

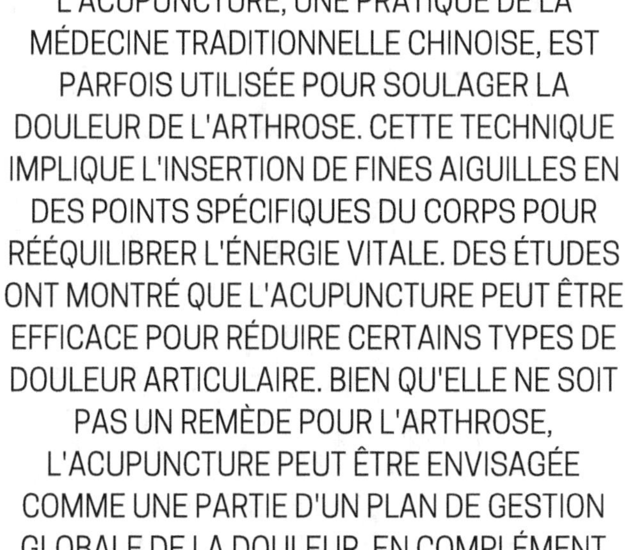

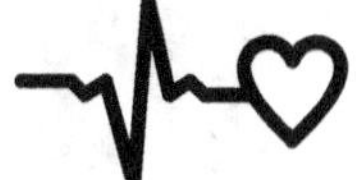
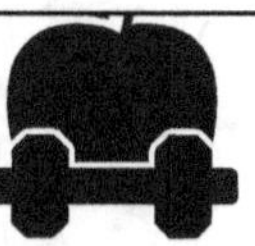
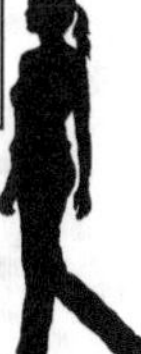

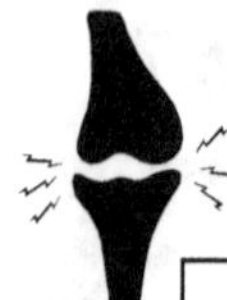
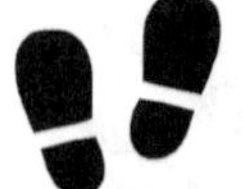

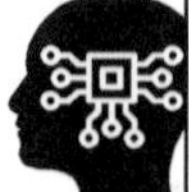

28

YOGA APAISANT

LE YOGA ET LA MÉDITATION SONT DE PLUS EN PLUS RECONNUS POUR LEURS BIENFAITS DANS LA GESTION DE L'ARTHROSE. LE YOGA, EN COMBINANT DES POSTURES DOUCES, DES EXERCICES DE RESPIRATION ET DE RELAXATION, PEUT AIDER À AMÉLIORER LA FLEXIBILITÉ, LA FORCE MUSCULAIRE ET LA MOBILITÉ ARTICULAIRE, TOUT EN RÉDUISANT LA DOULEUR ET LA RAIDEUR. LA MÉDITATION, EN PARTICULIER LA MÉDITATION DE PLEINE CONSCIENCE, PEUT AIDER À GÉRER LE STRESS ET À RÉDUIRE LA PERCEPTION DE LA DOULEUR. CES PRATIQUES OFFRENT UN MOYEN HOLISTIQUE DE SOUTENIR LE BIEN-ÊTRE PHYSIQUE ET MENTAL, COMPLÉTANT LES TRAITEMENTS MÉDICAUX TRADITIONNELS.

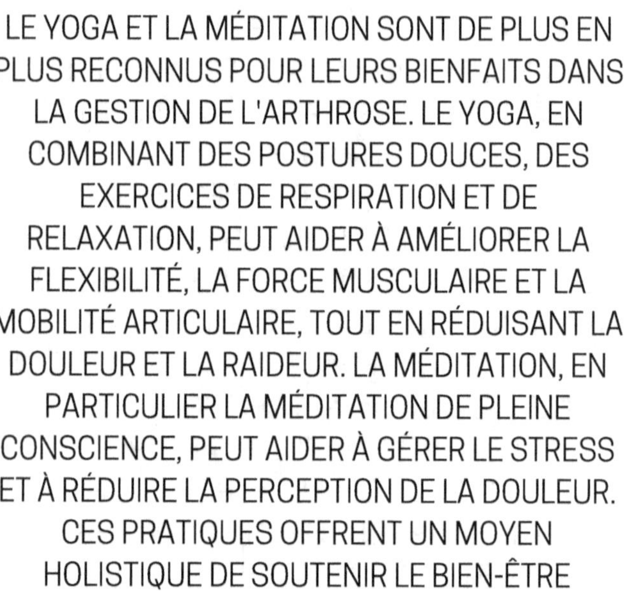

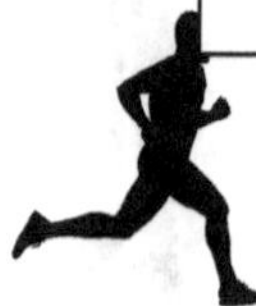
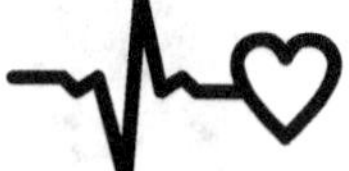
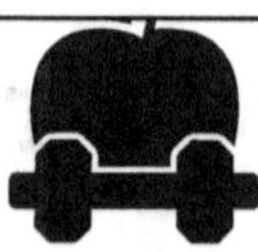
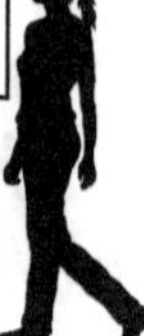

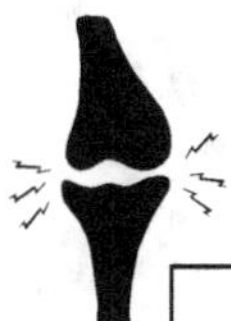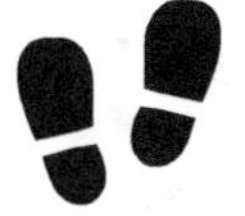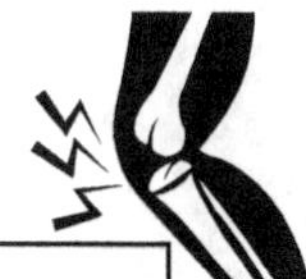

29

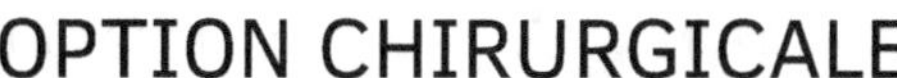

OPTION CHIRURGICALE

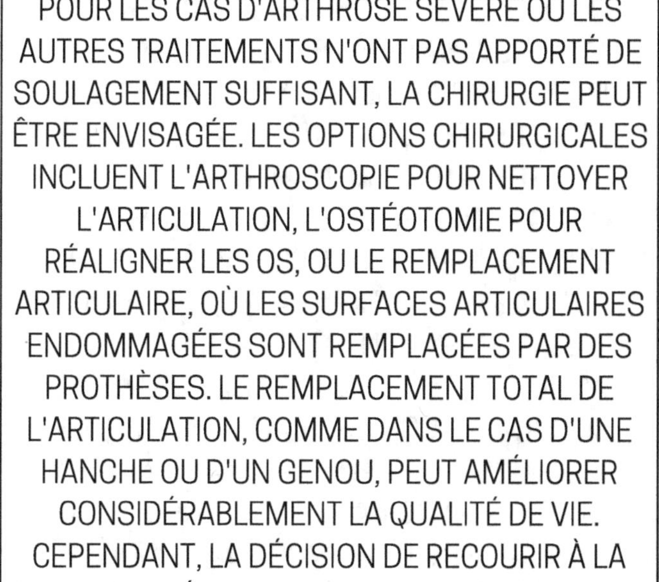

POUR LES CAS D'ARTHROSE SÉVÈRE OÙ LES AUTRES TRAITEMENTS N'ONT PAS APPORTÉ DE SOULAGEMENT SUFFISANT, LA CHIRURGIE PEUT ÊTRE ENVISAGÉE. LES OPTIONS CHIRURGICALES INCLUENT L'ARTHROSCOPIE POUR NETTOYER L'ARTICULATION, L'OSTÉOTOMIE POUR RÉALIGNER LES OS, OU LE REMPLACEMENT ARTICULAIRE, OÙ LES SURFACES ARTICULAIRES ENDOMMAGÉES SONT REMPLACÉES PAR DES PROTHÈSES. LE REMPLACEMENT TOTAL DE L'ARTICULATION, COMME DANS LE CAS D'UNE HANCHE OU D'UN GENOU, PEUT AMÉLIORER CONSIDÉRABLEMENT LA QUALITÉ DE VIE. CEPENDANT, LA DÉCISION DE RECOURIR À LA CHIRURGIE DÉPEND DE PLUSIEURS FACTEURS, Y COMPRIS L'ÂGE, LE NIVEAU D'ACTIVITÉ ET LA SANTÉ GLOBALE DU PATIENT.

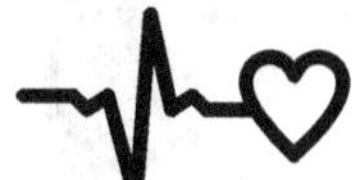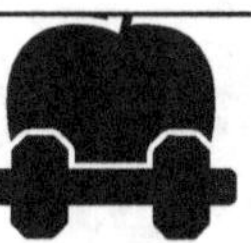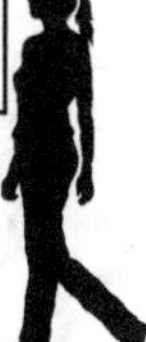

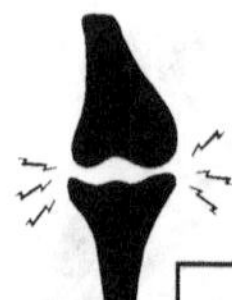
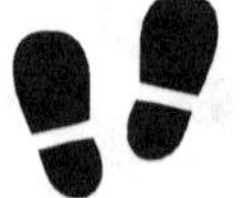

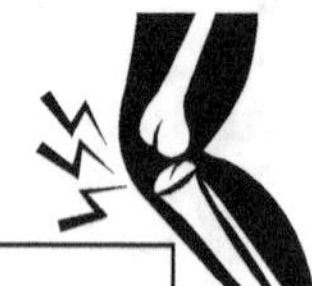
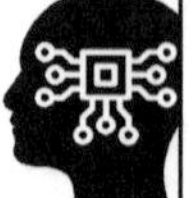

PRÉVALENCE SÉNIORITÉ

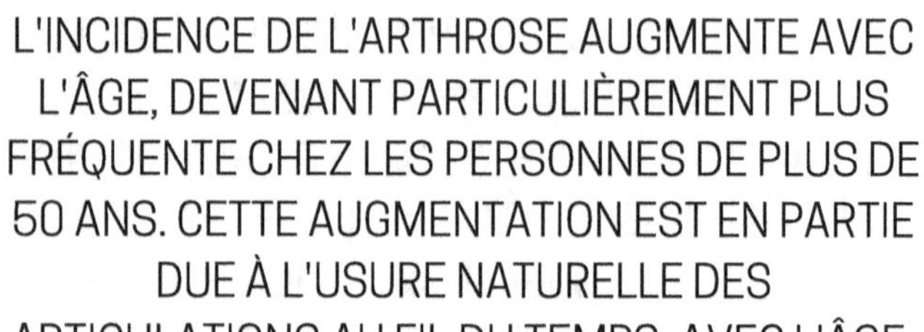

L'INCIDENCE DE L'ARTHROSE AUGMENTE AVEC L'ÂGE, DEVENANT PARTICULIÈREMENT PLUS FRÉQUENTE CHEZ LES PERSONNES DE PLUS DE 50 ANS. CETTE AUGMENTATION EST EN PARTIE DUE À L'USURE NATURELLE DES ARTICULATIONS AU FIL DU TEMPS. AVEC L'ÂGE, LE CARTILAGE ARTICULAIRE S'AMINCIT ET PERD DE SA CAPACITÉ À SE RÉPARER, LES MUSCLES ET LES LIGAMENTS PERDENT DE LEUR ÉLASTICITÉ, ET LE RISQUE DE DÉVELOPPER DES CONDITIONS CONTRIBUANT À L'ARTHROSE, COMME L'OSTÉOPOROSE, AUGMENTE. LA SENSIBILISATION À CETTE VULNÉRABILITÉ CROISSANTE EST IMPORTANTE POUR LA PRÉVENTION ET LA PRISE EN CHARGE PRÉCOCE DE L'ARTHROSE CHEZ LES PERSONNES ÂGÉES.

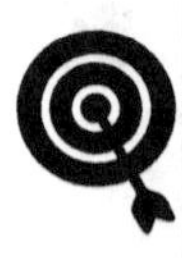

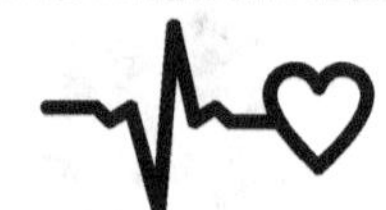
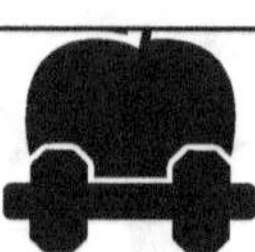
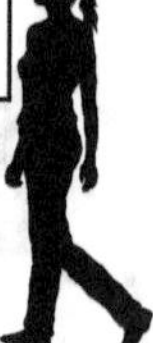

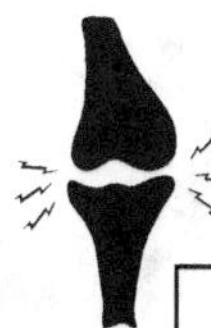
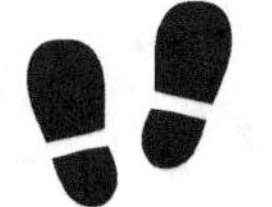

31

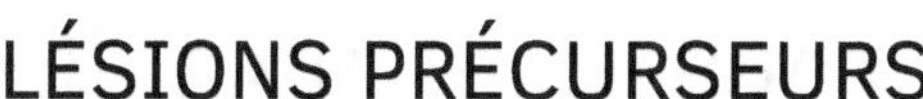

LÉSIONS PRÉCURSEURS

LES BLESSURES ANTÉRIEURES AUX ARTICULATIONS, TELLES QUE LES ENTORSES, LES DÉCHIRURES LIGAMENTAIRES OU LES FRACTURES, PEUVENT AUGMENTER LE RISQUE DE DÉVELOPPER DE L'ARTHROSE PLUS TARD DANS LA VIE. CES LÉSIONS PEUVENT CAUSER DES DOMMAGES DIRECTS AU CARTILAGE OU MODIFIER LA MÉCANIQUE DE L'ARTICULATION, ENTRAÎNANT UNE USURE ACCRUE. PAR EXEMPLE, UNE BLESSURE AU MÉNISQUE DU GENOU OU UNE RUPTURE DU LIGAMENT CROISÉ PEUT SENSIBLEMENT AUGMENTER LE RISQUE D'ARTHROSE DU GENOU. IL EST DONC CRUCIAL DE TRAITER CORRECTEMENT LES BLESSURES ARTICULAIRES DÈS LEUR SURVENUE ET DE SUIVRE LES RECOMMANDATIONS DE RÉÉDUCATION POUR MINIMISER CE RISQUE.

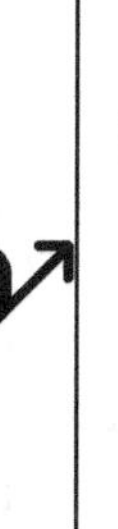

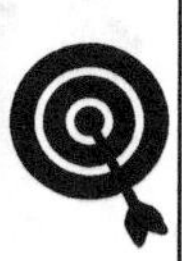
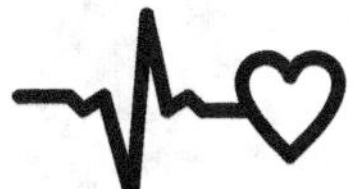
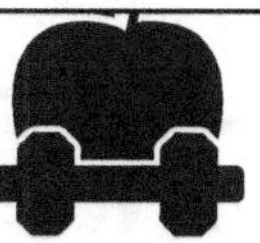
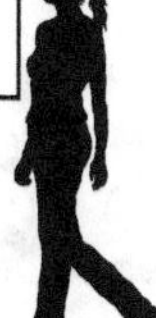

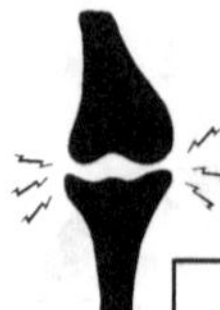
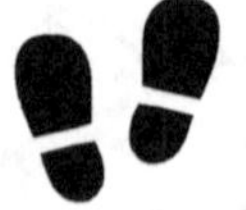

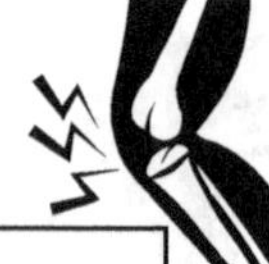
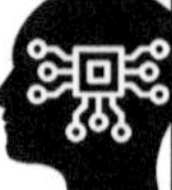

CHAUSSURES ADAPTÉES

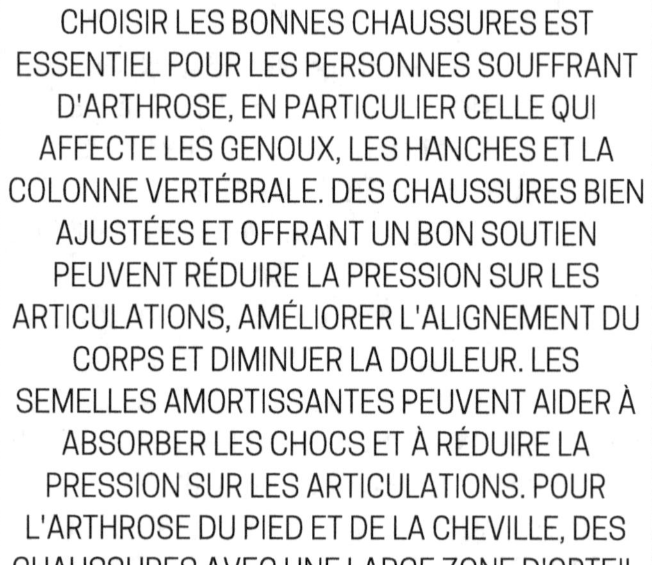

CHOISIR LES BONNES CHAUSSURES EST ESSENTIEL POUR LES PERSONNES SOUFFRANT D'ARTHROSE, EN PARTICULIER CELLE QUI AFFECTE LES GENOUX, LES HANCHES ET LA COLONNE VERTÉBRALE. DES CHAUSSURES BIEN AJUSTÉES ET OFFRANT UN BON SOUTIEN PEUVENT RÉDUIRE LA PRESSION SUR LES ARTICULATIONS, AMÉLIORER L'ALIGNEMENT DU CORPS ET DIMINUER LA DOULEUR. LES SEMELLES AMORTISSANTES PEUVENT AIDER À ABSORBER LES CHOCS ET À RÉDUIRE LA PRESSION SUR LES ARTICULATIONS. POUR L'ARTHROSE DU PIED ET DE LA CHEVILLE, DES CHAUSSURES AVEC UNE LARGE ZONE D'ORTEIL ET UN BON SOUTIEN DE LA VOÛTE PLANTAIRE SONT RECOMMANDÉES. IL EST CONSEILLÉ D'ÉVITER LES CHAUSSURES À TALONS HAUTS ET DE PRIVILÉGIER DES CHAUSSURES CONFORTABLES ET STABLES.

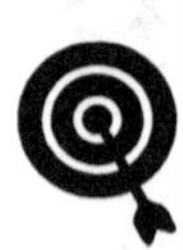

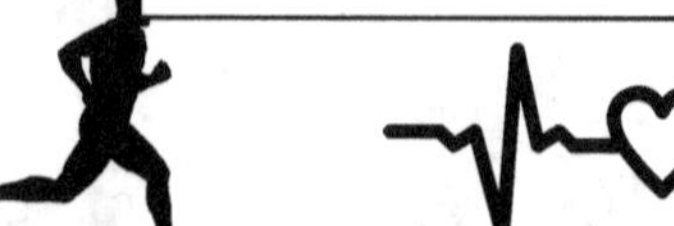

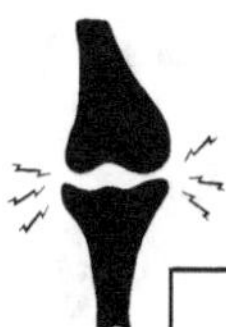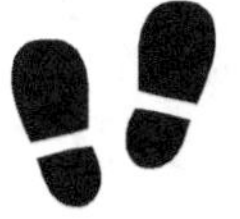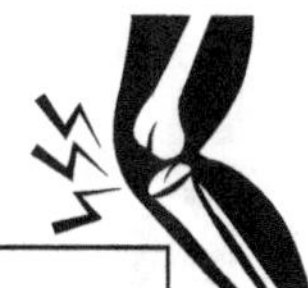

33

OBÉSITÉ DANGEREUSE

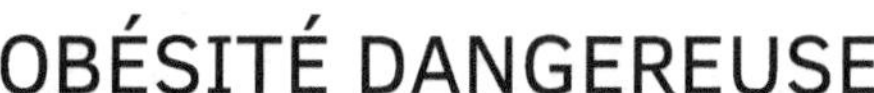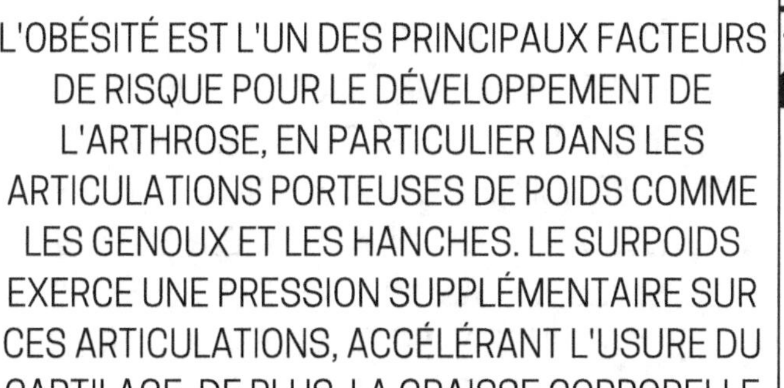

L'OBÉSITÉ EST L'UN DES PRINCIPAUX FACTEURS DE RISQUE POUR LE DÉVELOPPEMENT DE L'ARTHROSE, EN PARTICULIER DANS LES ARTICULATIONS PORTEUSES DE POIDS COMME LES GENOUX ET LES HANCHES. LE SURPOIDS EXERCE UNE PRESSION SUPPLÉMENTAIRE SUR CES ARTICULATIONS, ACCÉLÉRANT L'USURE DU CARTILAGE. DE PLUS, LA GRAISSE CORPORELLE PEUT PRODUIRE DES CYTOKINES, DES SUBSTANCES QUI PEUVENT PROVOQUER UNE INFLAMMATION DANS LES ARTICULATIONS. LA RÉDUCTION DE POIDS, MÊME MODESTE, PEUT SOULAGER CONSIDÉRABLEMENT LA PRESSION SUR LES ARTICULATIONS, DIMINUER LA DOULEUR ET RALENTIR LA PROGRESSION DE L'ARTHROSE. DES CHANGEMENTS DE MODE DE VIE IMPLIQUANT UNE ALIMENTATION SAINE ET UNE ACTIVITÉ PHYSIQUE RÉGULIÈRE SONT ESSENTIELS POUR LA PRÉVENTION ET LA GESTION DE L'ARTHROSE LIÉE À L'OBÉSITÉ.

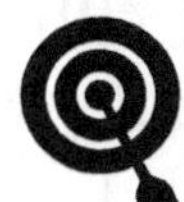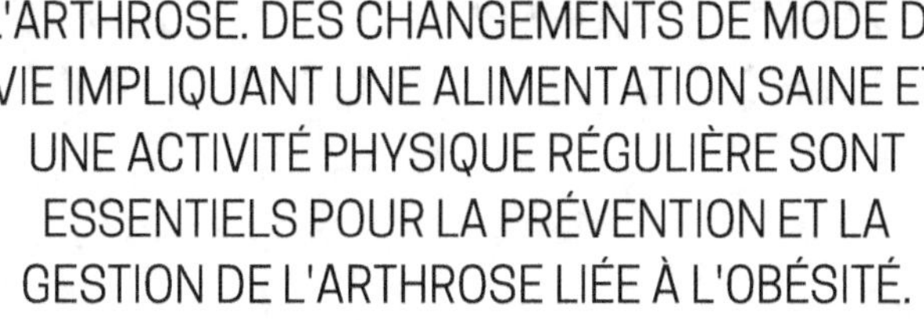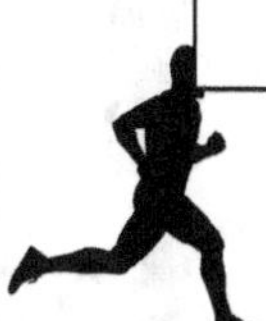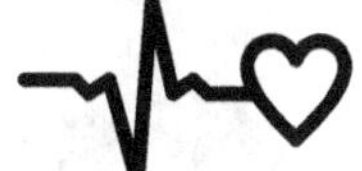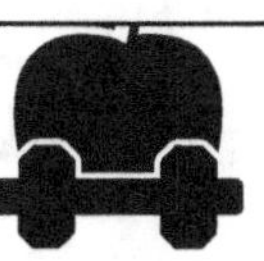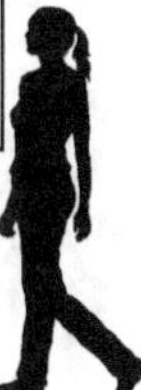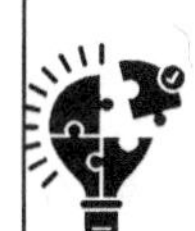

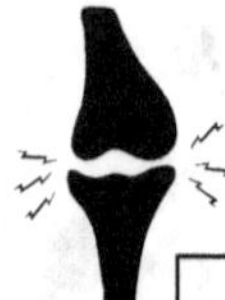
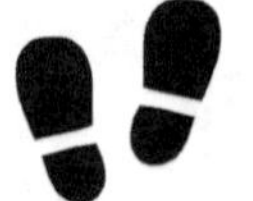

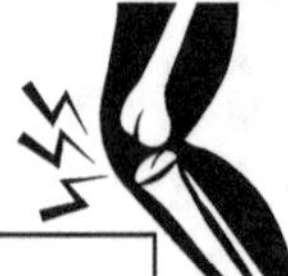
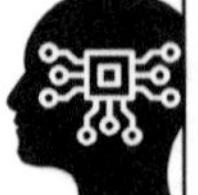

34

JEUNESSE AFFECTÉE

BIEN QUE L'ARTHROSE SOIT PLUS FRÉQUENTE CHEZ LES PERSONNES ÂGÉES, ELLE PEUT ÉGALEMENT TOUCHER LES JEUNES ADULTES, EN PARTICULIER CEUX QUI ONT SUBI DES BLESSURES ARTICULAIRES. LES LÉSIONS SPORTIVES, LES ACCIDENTS OU TOUTE AUTRE FORME DE TRAUMATISME ARTICULAIRE PEUVENT ACCÉLÉRER L'USURE DU CARTILAGE ET AUGMENTER LE RISQUE DE DÉVELOPPER UNE ARTHROSE PRÉCOCE. IL EST IMPORTANT POUR LES JEUNES ADULTES AYANT SUBI DE TELLES BLESSURES DE SUIVRE UN PLAN DE RÉÉDUCATION APPROPRIÉ ET DE PRENDRE DES MESURES PRÉVENTIVES, COMME LE MAINTIEN D'UN POIDS SANTÉ ET LA PRATIQUE RÉGULIÈRE D'EXERCICES POUR RENFORCER LES MUSCLES AUTOUR DES ARTICULATIONS ENDOMMAGÉES.

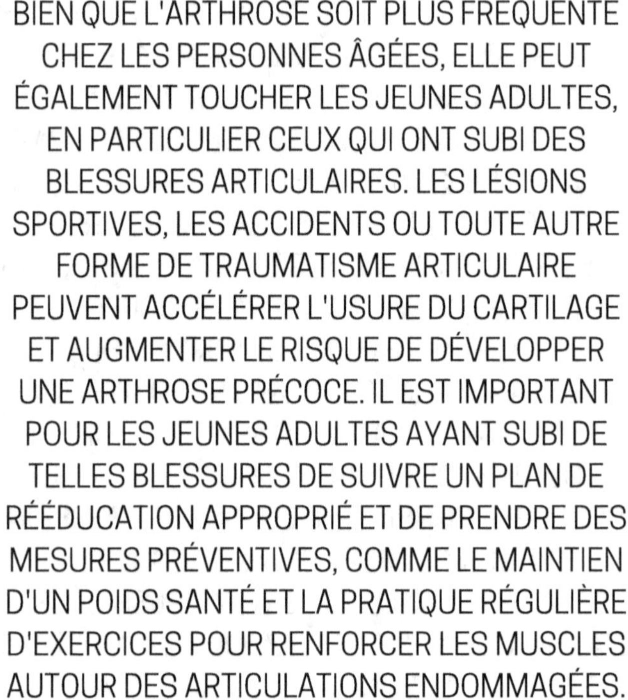

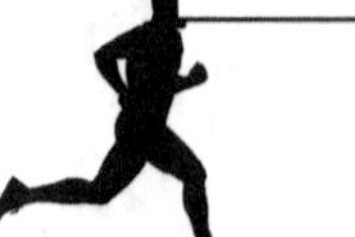
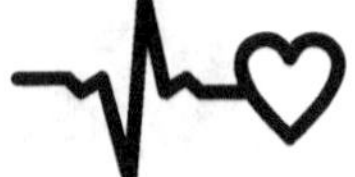
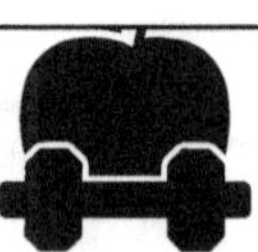
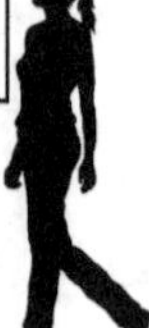

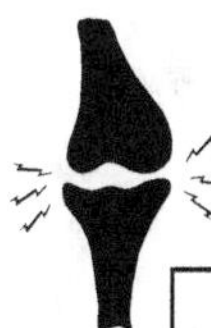
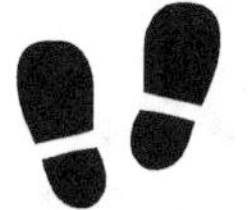

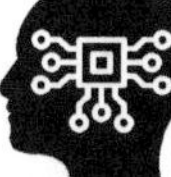

35

BAIN CHALEUR

LES BAINS CHAUDS SONT UNE MÉTHODE SIMPLE ET EFFICACE POUR SOULAGER LA RAIDEUR ET LA DOULEUR ASSOCIÉES À L'ARTHROSE. LA CHALEUR AIDE À DÉTENDRE LES MUSCLES ET LES ARTICULATIONS, AUGMENTE LA CIRCULATION SANGUINE ET PEUT SOULAGER LA RAIDEUR ARTICULAIRE, EN PARTICULIER LORSQU'ELLE EST RESSENTIE AU RÉVEIL OU APRÈS DES PÉRIODES D'INACTIVITÉ. DE PLUS, L'EAU CHAUDE PEUT FOURNIR UN SOUTIEN LÉGER, RÉDUISANT LA PRESSION SUR LES ARTICULATIONS DOULOUREUSES. L'AJOUT DE SELS D'EPSOM, QUI CONTIENNENT DU SULFATE DE MAGNÉSIUM, PEUT ÉGALEMENT CONTRIBUER À RÉDUIRE L'INFLAMMATION ET LA DOULEUR.

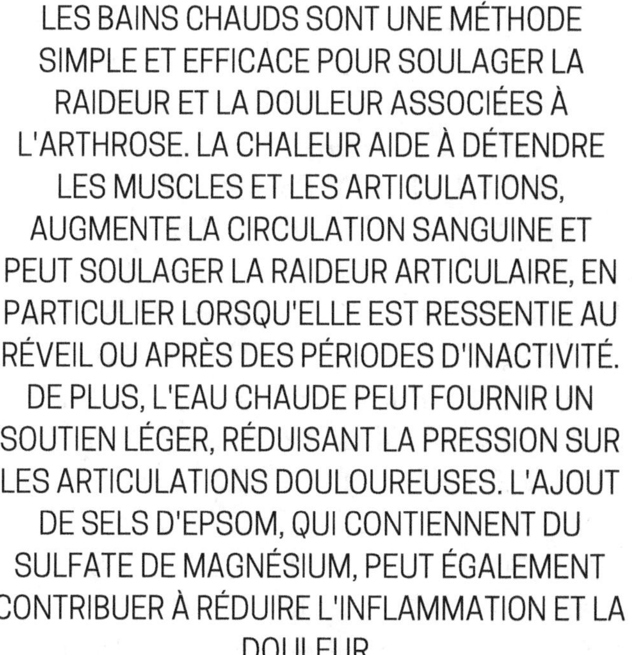
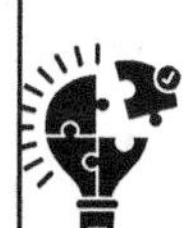
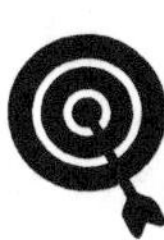

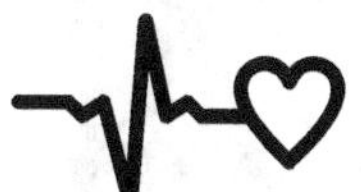
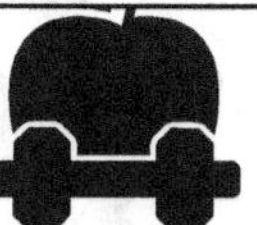
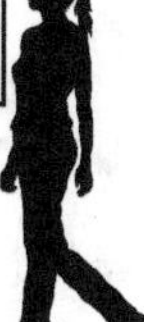

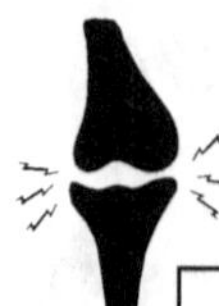
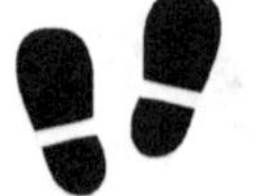

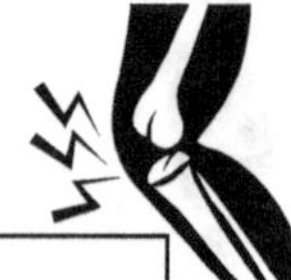
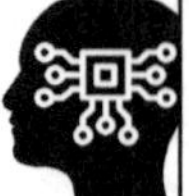

36

IMPORTANCE VITAMINE

LA VITAMINE D JOUE UN RÔLE CRUCIAL DANS LA SANTÉ DES OS, EN AIDANT LE CORPS À ABSORBER LE CALCIUM, UN ÉLÉMENT ESSENTIEL POUR LA SANTÉ OSSEUSE. UN NIVEAU ADÉQUAT DE VITAMINE D EST IMPORTANT POUR PRÉVENIR L'OSTÉOPOROSE, UNE CONDITION QUI PEUT AGGRAVER LES SYMPTÔMES DE L'ARTHROSE. LES PERSONNES ATTEINTES D'ARTHROSE DOIVENT S'ASSURER D'AVOIR UN APPORT SUFFISANT EN VITAMINE D, QUE CE SOIT PAR L'EXPOSITION AU SOLEIL, L'ALIMENTATION OU DES SUPPLÉMENTS SI NÉCESSAIRE. UNE CARENCE EN VITAMINE D PEUT CONDUIRE À UNE FAIBLESSE OSSEUSE, AUGMENTANT LE RISQUE DE FRACTURES ET EXACERBANT LES PROBLÈMES ARTICULAIRES. UN PROFESSIONNEL DE LA SANTÉ PEUT ÉVALUER LES NIVEAUX DE VITAMINE D ET RECOMMANDER LA MEILLEURE APPROCHE POUR MAINTENIR DES NIVEAUX OPTIMAUX.

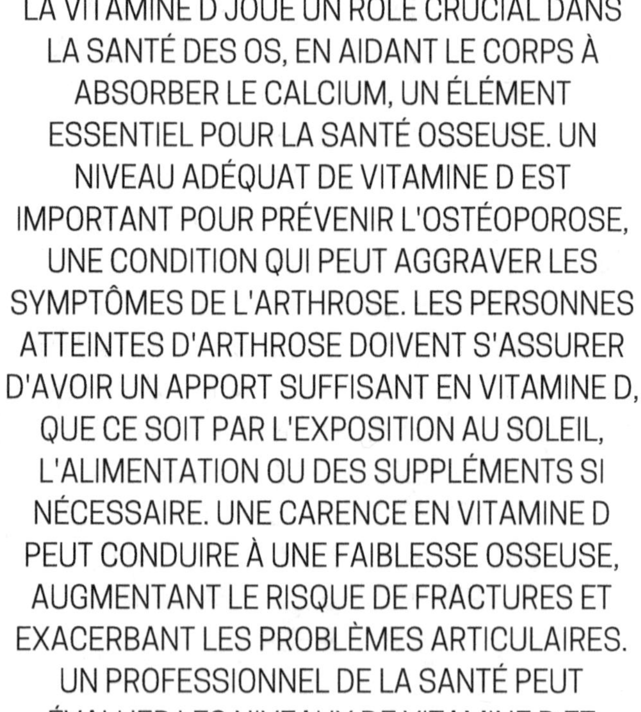
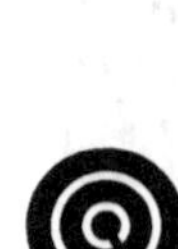

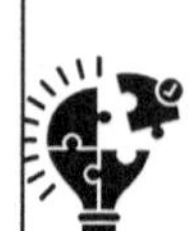
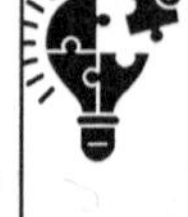

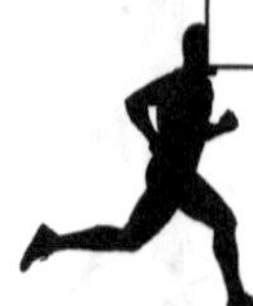
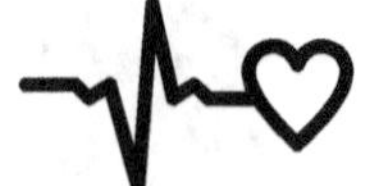
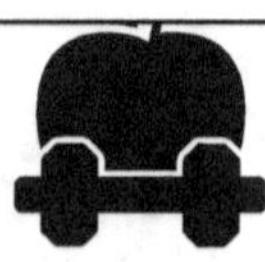
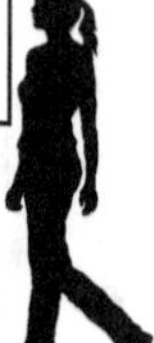
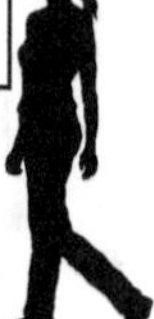

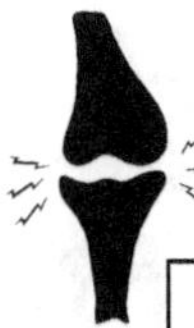
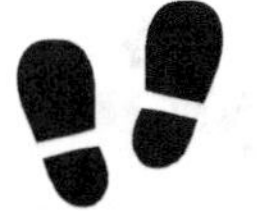

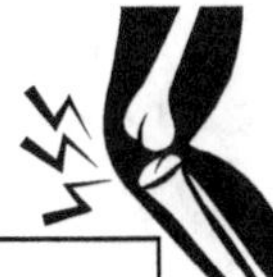

SOMMEIL PERTURBÉ

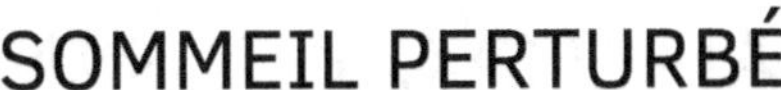

LES PERSONNES SOUFFRANT D'ARTHROSE ÉPROUVENT SOUVENT DES DIFFICULTÉS À DORMIR EN RAISON DE LA DOULEUR ET DE LA RAIDEUR ARTICULAIRES. LA DOULEUR PEUT DEVENIR PLUS PERCEPTIBLE LA NUIT ET PERTURBER LE SOMMEIL, CE QUI PEUT ENTRAÎNER DE LA FATIGUE DIURNE ET AFFECTER L'HUMEUR ET LE BIEN-ÊTRE GÉNÉRAL. DE PLUS, L'INCONFORT PEUT RENDRE DIFFICILE LA RECHERCHE D'UNE POSITION DE SOMMEIL CONFORTABLE. IL EST IMPORTANT POUR LES PERSONNES ATTEINTES D'ARTHROSE DE SUIVRE DES ROUTINES DE SOMMEIL RÉGULIÈRES, D'UTILISER DES MATELAS ET DES OREILLERS ADAPTÉS, ET D'ADOPTER DES STRATÉGIES DE GESTION DE LA DOULEUR AVANT LE COUCHER POUR AMÉLIORER LA QUALITÉ DE LEUR SOMMEIL.

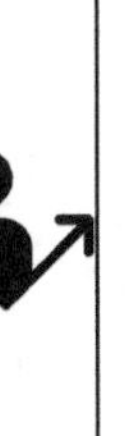
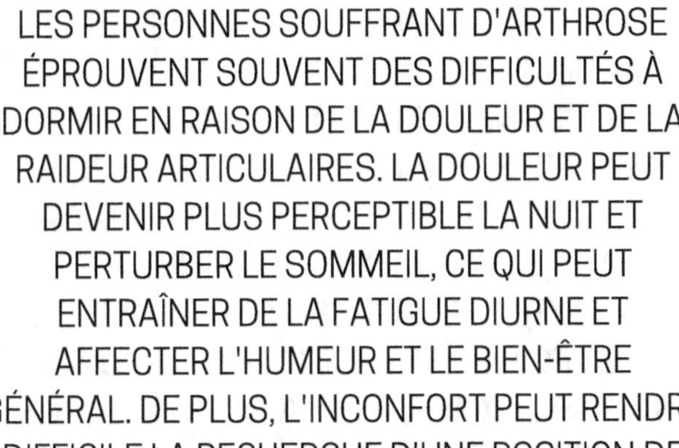

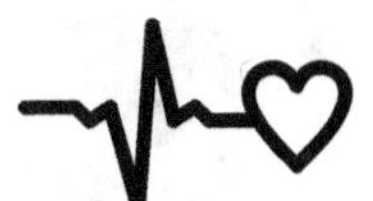
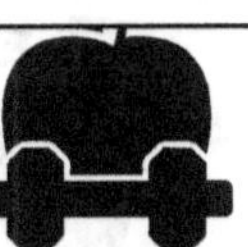
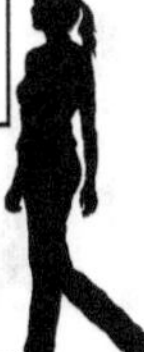

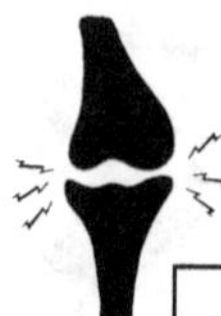
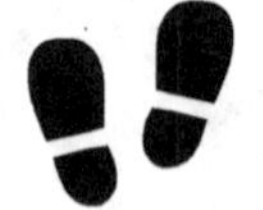

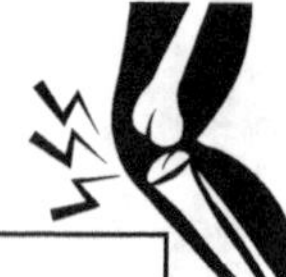
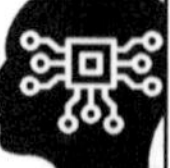

38

TAI-CHI ÉQUILIBRANT

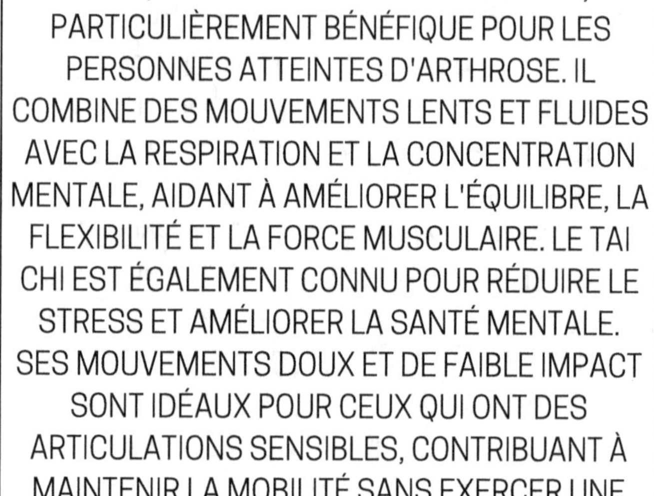

LE TAI CHI, UN ART MARTIAL CHINOIS DOUX, EST PARTICULIÈREMENT BÉNÉFIQUE POUR LES PERSONNES ATTEINTES D'ARTHROSE. IL COMBINE DES MOUVEMENTS LENTS ET FLUIDES AVEC LA RESPIRATION ET LA CONCENTRATION MENTALE, AIDANT À AMÉLIORER L'ÉQUILIBRE, LA FLEXIBILITÉ ET LA FORCE MUSCULAIRE. LE TAI CHI EST ÉGALEMENT CONNU POUR RÉDUIRE LE STRESS ET AMÉLIORER LA SANTÉ MENTALE. SES MOUVEMENTS DOUX ET DE FAIBLE IMPACT SONT IDÉAUX POUR CEUX QUI ONT DES ARTICULATIONS SENSIBLES, CONTRIBUANT À MAINTENIR LA MOBILITÉ SANS EXERCER UNE PRESSION EXCESSIVE SUR LES ARTICULATIONS.

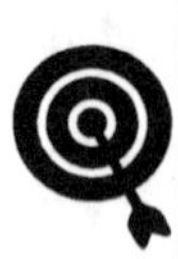
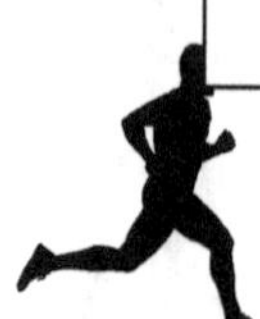
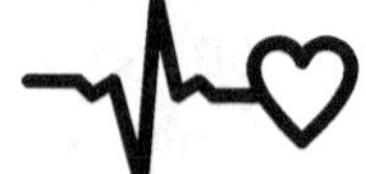
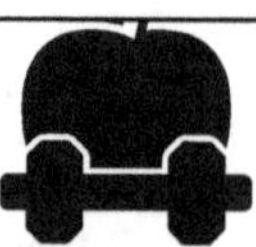

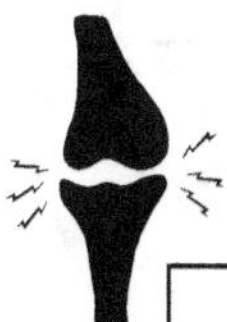
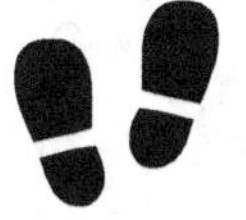

39

NATATION THÉRAPEUTIQUE

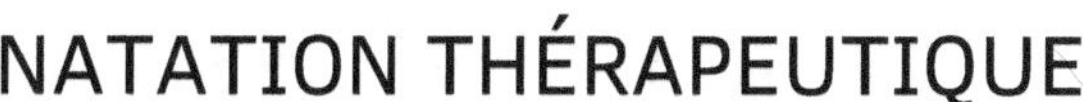

LA NATATION ET LES EXERCICES AQUATIQUES SONT PARMI LES MEILLEURES FORMES D'ACTIVITÉ PHYSIQUE POUR LES PERSONNES ATTEINTES D'ARTHROSE. L'EAU OFFRE UNE RÉSISTANCE DOUCE QUI AIDE À RENFORCER LES MUSCLES, TOUT EN ÉTANT SUFFISAMMENT DOUCE POUR NE PAS METTRE DE PRESSION SUPPLÉMENTAIRE SUR LES ARTICULATIONS DOULOUREUSES. LA FLOTTABILITÉ DE L'EAU RÉDUIT ÉGALEMENT LE POIDS SUPPORTÉ PAR LES ARTICULATIONS, PERMETTANT AUX PERSONNES SOUFFRANT D'ARTHROSE DE FAIRE DE L'EXERCICE AVEC MOINS DE DOULEUR. LA NATATION AMÉLIORE LA CONDITION CARDIOVASCULAIRE, LA FLEXIBILITÉ ET L'ENDURANCE GLOBALE, TOUT EN ÉTANT UNE ACTIVITÉ À FAIBLE IMPACT, IDÉALE POUR MAINTENIR LA SANTÉ ARTICULAIRE.

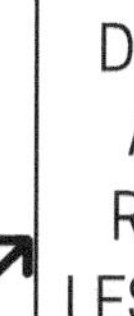

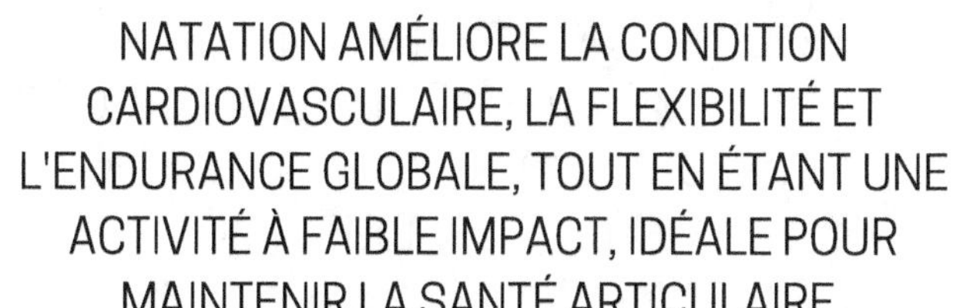

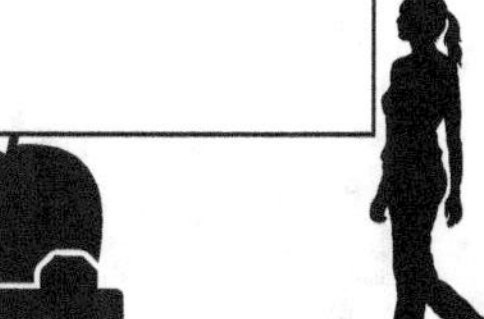
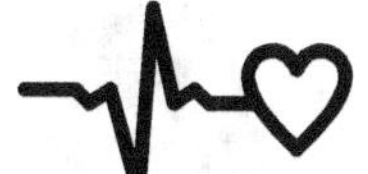

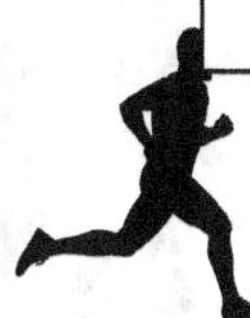

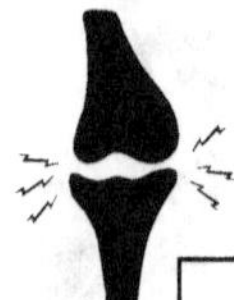
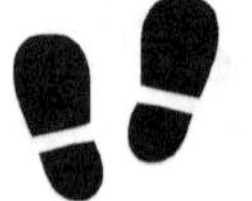

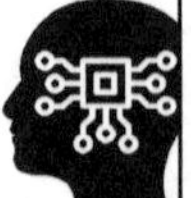

40

MÉTÉO SENSIBLE

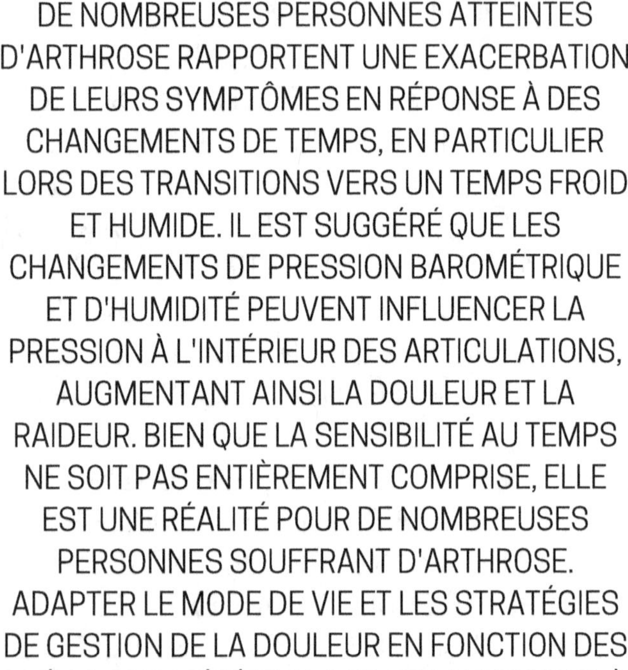

DE NOMBREUSES PERSONNES ATTEINTES D'ARTHROSE RAPPORTENT UNE EXACERBATION DE LEURS SYMPTÔMES EN RÉPONSE À DES CHANGEMENTS DE TEMPS, EN PARTICULIER LORS DES TRANSITIONS VERS UN TEMPS FROID ET HUMIDE. IL EST SUGGÉRÉ QUE LES CHANGEMENTS DE PRESSION BAROMÉTRIQUE ET D'HUMIDITÉ PEUVENT INFLUENCER LA PRESSION À L'INTÉRIEUR DES ARTICULATIONS, AUGMENTANT AINSI LA DOULEUR ET LA RAIDEUR. BIEN QUE LA SENSIBILITÉ AU TEMPS NE SOIT PAS ENTIÈREMENT COMPRISE, ELLE EST UNE RÉALITÉ POUR DE NOMBREUSES PERSONNES SOUFFRANT D'ARTHROSE. ADAPTER LE MODE DE VIE ET LES STRATÉGIES DE GESTION DE LA DOULEUR EN FONCTION DES PRÉVISIONS MÉTÉOROLOGIQUES PEUT AIDER À MIEUX CONTRÔLER CES SYMPTÔMES.

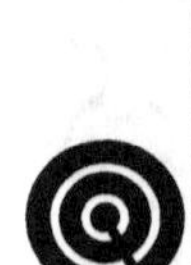

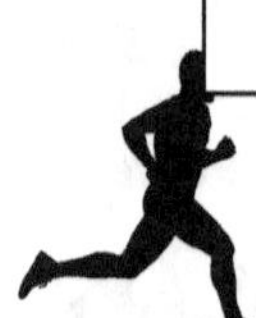
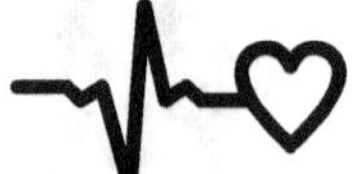
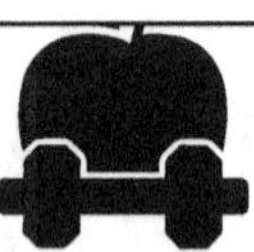
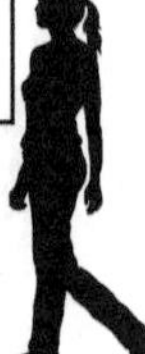

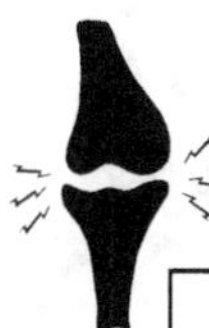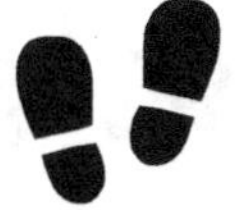

41

SURMENAGE NOCIF

L'EXCÈS D'ACTIVITÉ OU LE SURMENAGE DES ARTICULATIONS PEUT EXACERBER LES SYMPTÔMES DE L'ARTHROSE. LES MOUVEMENTS RÉPÉTITIFS, LE PORT DE CHARGES LOURDES OU LES ACTIVITÉS QUI METTENT UNE PRESSION EXCESSIVE SUR LES ARTICULATIONS PEUVENT ACCÉLÉRER LA DÉGRADATION DU CARTILAGE ET INTENSIFIER LA DOULEUR ET LA RAIDEUR. IL EST IMPORTANT POUR LES PERSONNES ATTEINTES D'ARTHROSE DE TROUVER UN ÉQUILIBRE ENTRE L'ACTIVITÉ ET LE REPOS, EN ÉVITANT LES MOUVEMENTS QUI SOLLICITENT EXCESSIVEMENT LES ARTICULATIONS TOUCHÉES. L'APPRENTISSAGE DE TECHNIQUES POUR ACCOMPLIR DES TÂCHES QUOTIDIENNES DE MANIÈRE ARTICULAIREMENT SAINE PEUT ÉGALEMENT AIDER À MINIMISER L'USURE DES ARTICULATIONS.

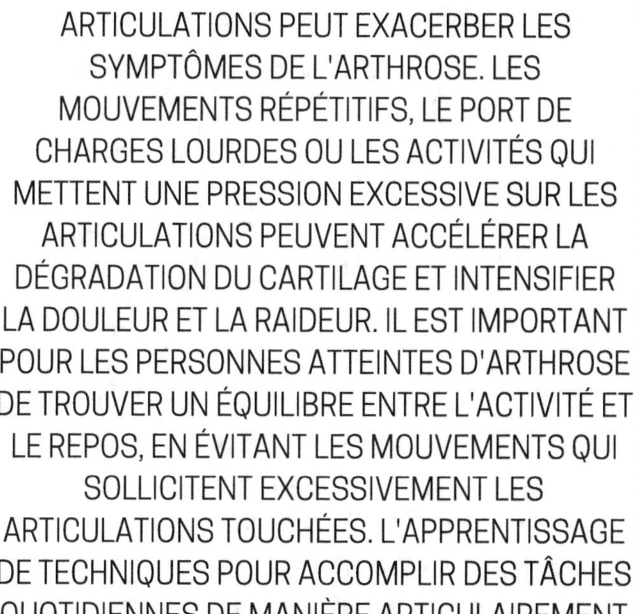
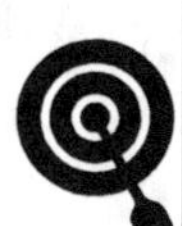

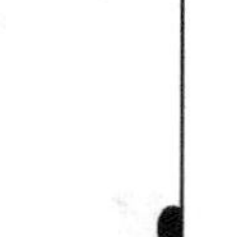
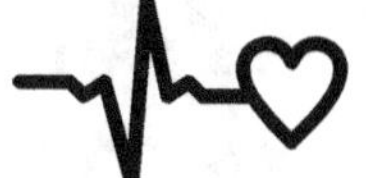
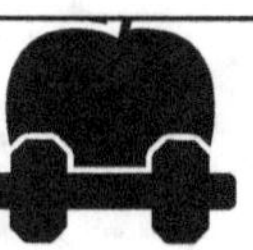
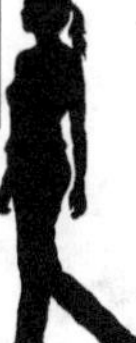

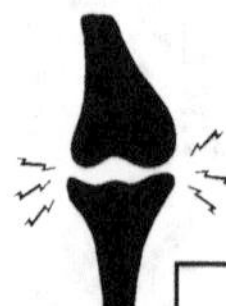
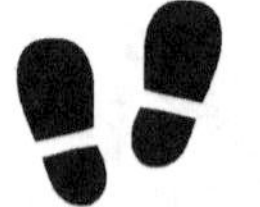

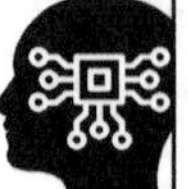

42

SEMELLES ORTHOPÉDIQUES

LES SEMELLES ORTHOPÉDIQUES OU LES INSERTS DE CHAUSSURES PEUVENT ÊTRE BÉNÉFIQUES POUR LES PERSONNES SOUFFRANT D'ARTHROSE, EN PARTICULIER CELLES AFFECTANT LES GENOUX, LES HANCHES ET LA COLONNE VERTÉBRALE. CES DISPOSITIFS AIDENT À REDISTRIBUER LE POIDS ET À DIMINUER LA PRESSION SUR LES ARTICULATIONS AFFECTÉES. ILS PEUVENT ÉGALEMENT CORRIGER LES ANOMALIES DE LA MARCHE, COMME LA PRONATION EXCESSIVE OU LA SUPINATION, QUI PEUVENT AGGRAVER LES SYMPTÔMES DE L'ARTHROSE. LES SEMELLES ORTHOPÉDIQUES DOIVENT ÊTRE PERSONNALISÉES ET ADAPTÉES AUX BESOINS SPÉCIFIQUES DE L'INDIVIDU, SOUVENT EN CONSULTATION AVEC UN PODOLOGUE OU UN AUTRE SPÉCIALISTE. ELLES PEUVENT JOUER UN RÔLE IMPORTANT DANS UN PLAN DE TRAITEMENT GLOBAL, AIDANT À RÉDUIRE LA DOULEUR ET À AMÉLIORER LA FONCTION ARTICULAIRE.

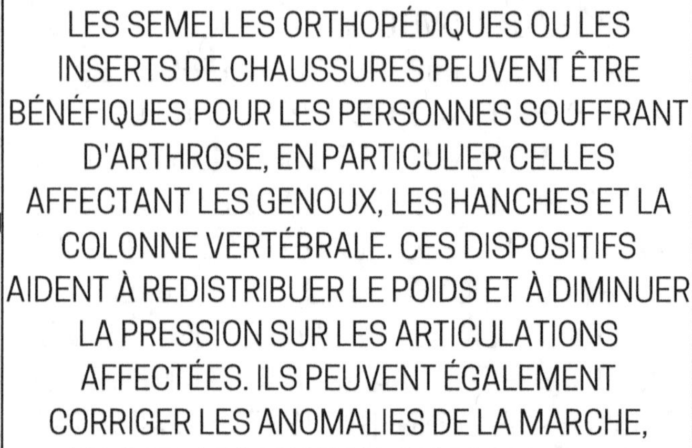

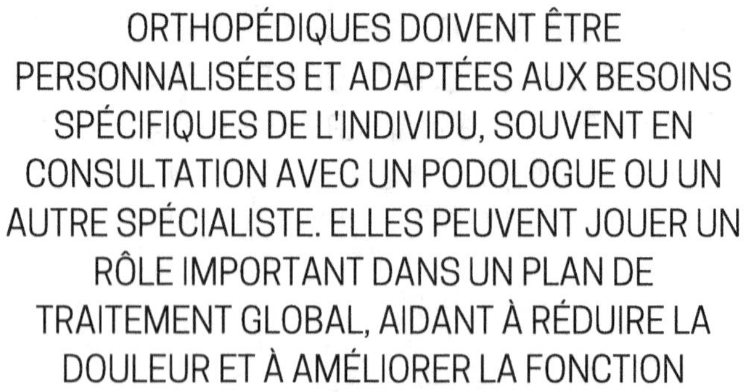

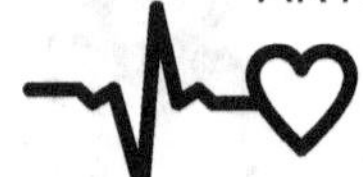
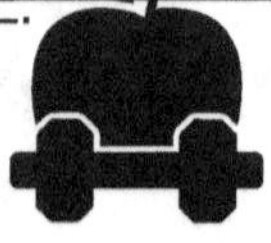
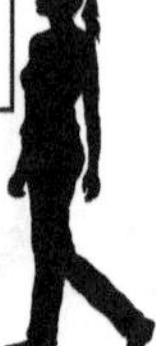

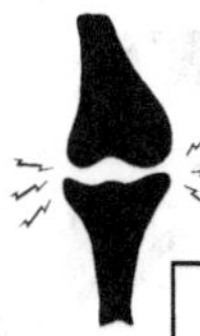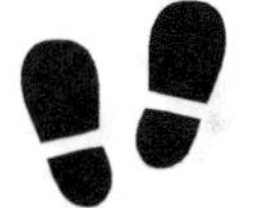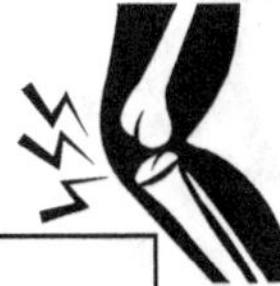

43

STRESS GESTION

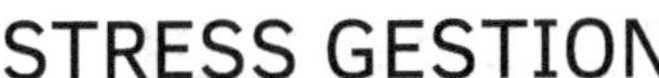

LE STRESS PEUT AVOIR UN IMPACT SIGNIFICATIF SUR L'ARTHROSE, AGGRAVANT LA DOULEUR ET L'INFLAMMATION. UNE GESTION EFFICACE DU STRESS EST DONC UN ASPECT IMPORTANT DU TRAITEMENT. LES TECHNIQUES DE GESTION DU STRESS, COMME LA MÉDITATION, LE YOGA, LA THÉRAPIE COMPORTEMENTALE COGNITIVE ET LES EXERCICES DE RELAXATION, PEUVENT AIDER À DIMINUER LES NIVEAUX DE STRESS ET À AMÉLIORER LA GESTION DE LA DOULEUR. LE SOUTIEN ÉMOTIONNEL ET PSYCHOLOGIQUE EST ÉGALEMENT ESSENTIEL, CAR VIVRE AVEC UNE DOULEUR CHRONIQUE PEUT ÊTRE DIFFICILE. APPRENDRE À GÉRER LE STRESS DE MANIÈRE SAINE PEUT CONTRIBUER À RÉDUIRE L'IMPACT GLOBAL DE L'ARTHROSE SUR LA QUALITÉ DE VIE.

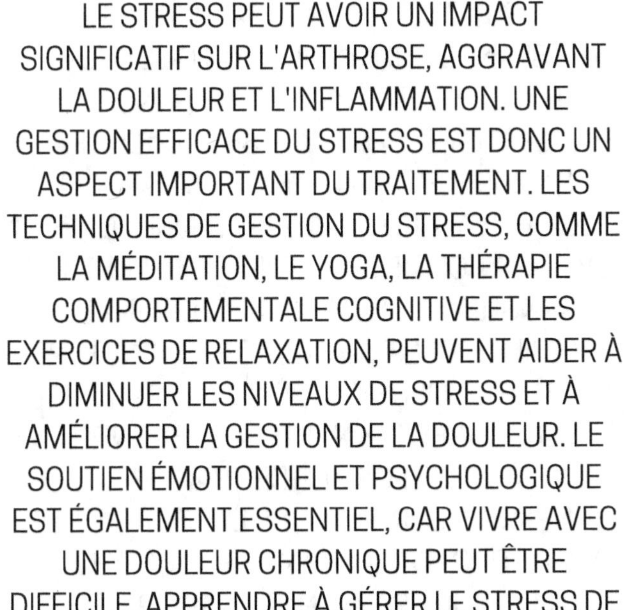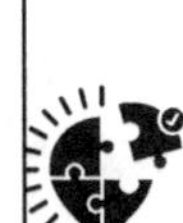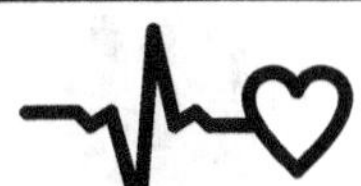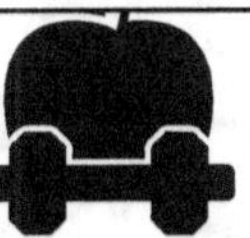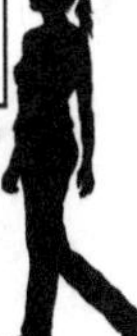

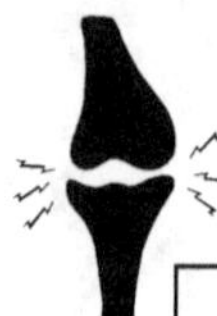
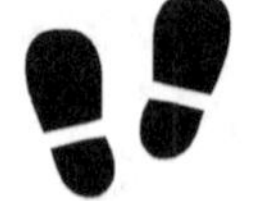

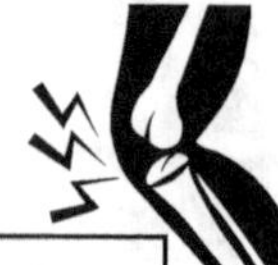
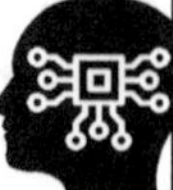

44

LUBRIFICATION INJECTION

LES INJECTIONS D'ACIDE HYALURONIQUE, UNE SUBSTANCE QUI IMITE LE LIQUIDE SYNOVIAL NATURELLEMENT PRÉSENT DANS LES ARTICULATIONS, SONT UTILISÉES POUR TRAITER L'ARTHROSE, EN PARTICULIER DANS LE GENOU. L'ACIDE HYALURONIQUE AIDE À AMÉLIORER LA LUBRIFICATION DE L'ARTICULATION, RÉDUISANT AINSI LA DOULEUR ET AMÉLIORANT LA MOBILITÉ. CES INJECTIONS PEUVENT ÊTRE PARTICULIÈREMENT UTILES POUR LES PERSONNES QUI N'ONT PAS RÉPONDU À D'AUTRES FORMES DE TRAITEMENT CONSERVATEUR. BIEN QUE L'EFFICACITÉ DES INJECTIONS D'ACIDE HYALURONIQUE PUISSE VARIER D'UNE PERSONNE À L'AUTRE, ELLES OFFRENT UNE OPTION SUPPLÉMENTAIRE POUR LA GESTION DES SYMPTÔMES DE L'ARTHROSE.

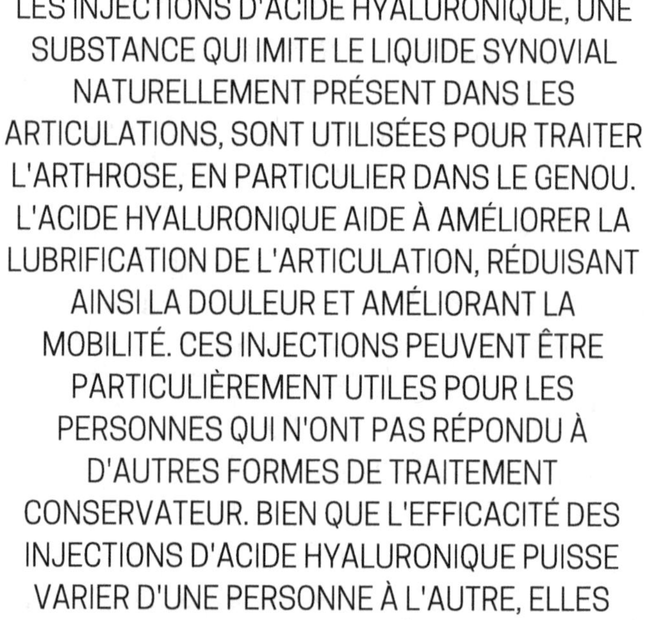
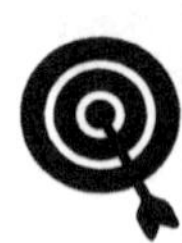

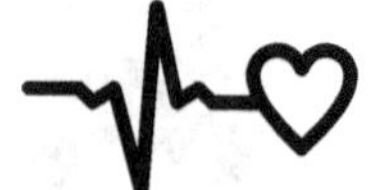
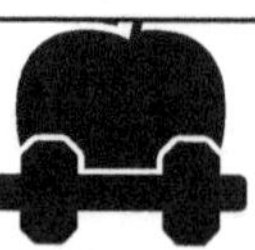
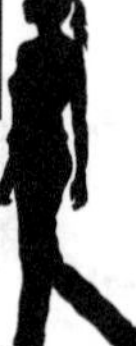

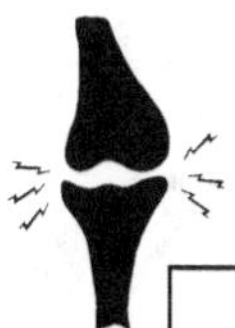
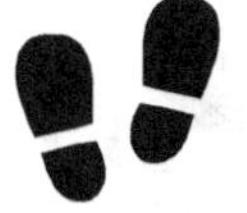

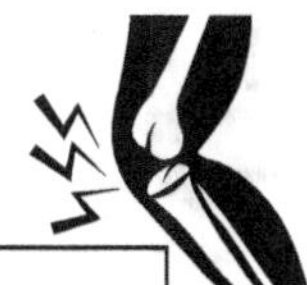
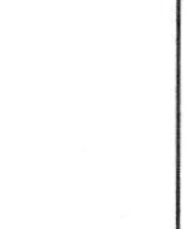

45

INCAPACITÉ POTENTIELLE

L'ARTHROSE EST UNE MALADIE PROGRESSIVE QUI PEUT, DANS CERTAINS CAS, CONDUIRE À UNE INCAPACITÉ SIGNIFICATIVE À LONG TERME. LA DOULEUR CHRONIQUE ET LA PERTE DE MOBILITÉ PEUVENT RENDRE DIFFICILES VOIRE IMPOSSIBLES CERTAINES ACTIVITÉS QUOTIDIENNES ET PROFESSIONNELLES. CELA PEUT AFFECTER NON SEULEMENT LA QUALITÉ DE VIE PHYSIQUE MAIS AUSSI LA SANTÉ MENTALE, EN RAISON DE LA DIMINUTION DE L'INDÉPENDANCE ET DES LIMITATIONS DANS LES ACTIVITÉS SOCIALES ET RÉCRÉATIVES. LA GESTION PROACTIVE DE L'ARTHROSE, COMPRENANT LE TRAITEMENT MÉDICAL, LA PHYSIOTHÉRAPIE, DES CHANGEMENTS DE MODE DE VIE ET, LE CAS ÉCHÉANT, DES ADAPTATIONS DE L'ENVIRONNEMENT DE VIE ET DE TRAVAIL, EST ESSENTIELLE POUR MINIMISER LE RISQUE D'INVALIDITÉ À LONG TERME.

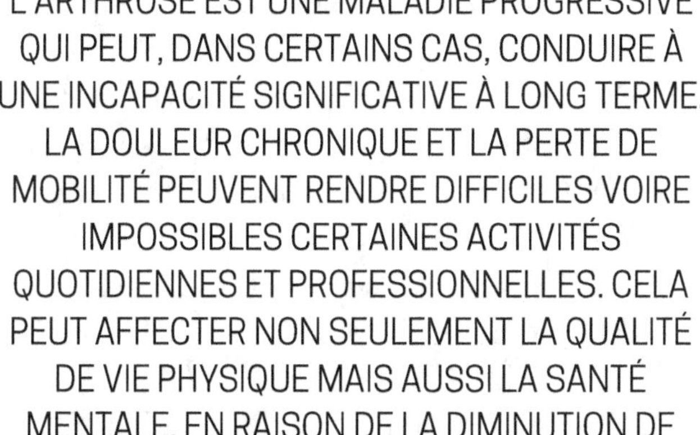

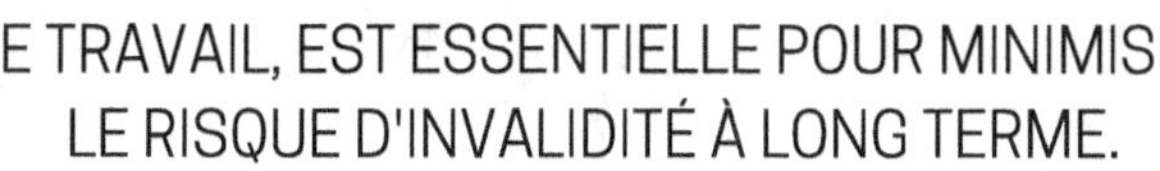
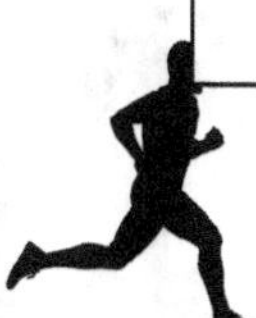
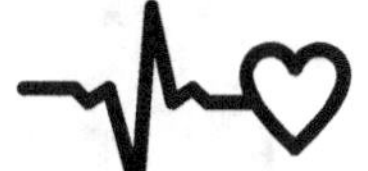
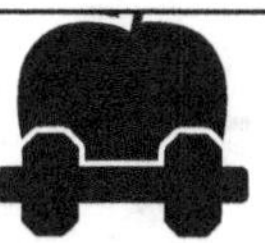
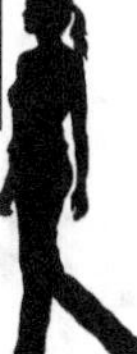

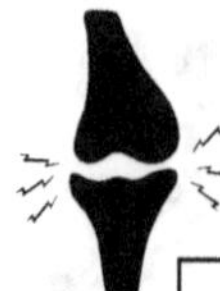
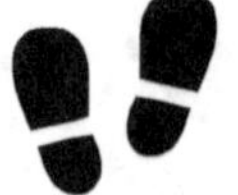

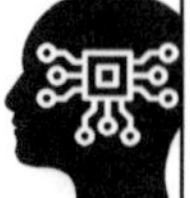

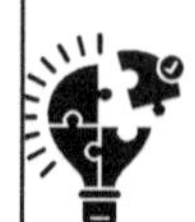

46

CRAQUEMENTS ARTICULAIRES

LES BRUITS D'ARTICULATIONS, TELS QUE LES CRAQUEMENTS OU LES CLIQUETIS, SONT COURANTS CHEZ LES PERSONNES SOUFFRANT D'ARTHROSE. CES SONS PEUVENT SURVENIR LORSQUE LE CARTILAGE USÉ À L'INTÉRIEUR DE L'ARTICULATION NE PERMET PLUS UN MOUVEMENT LISSE, OU LORSQUE LES OSTÉOPHYTES (EXCROISSANCES OSSEUSES) INTERFÈRENT AVEC LE MOUVEMENT ARTICULAIRE. BIEN QUE CES BRUITS PUISSENT ÊTRE INQUIÉTANTS, ILS NE SONT PAS NÉCESSAIREMENT UN SIGNE DE DÉTÉRIORATION RAPIDE DE L'ARTICULATION. TOUTEFOIS, SI CES BRUITS S'ACCOMPAGNENT D'UNE DOULEUR OU D'UN GONFLEMENT, IL EST CONSEILLÉ DE CONSULTER UN PROFESSIONNEL DE SANTÉ POUR ÉVALUER L'ÉTAT DE L'ARTICULATION.

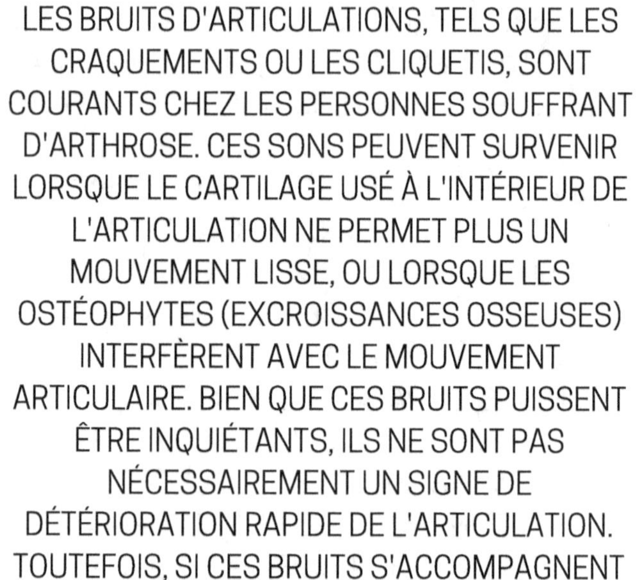

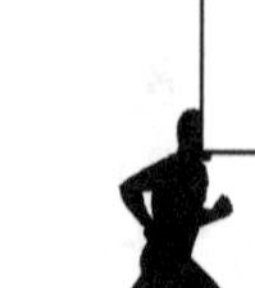
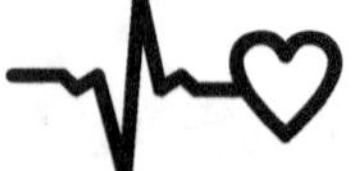
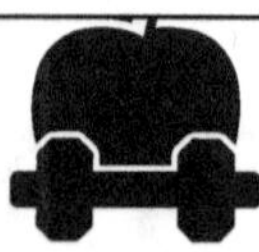
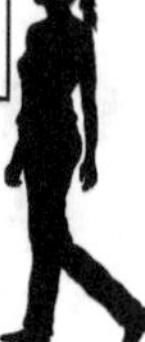

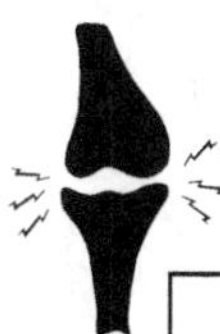
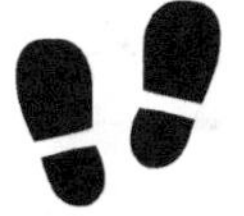

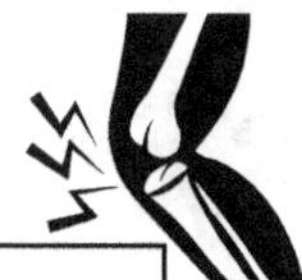

47

APAISEMENT CHALEUR

L'APPLICATION DE CHALEUR SUR LES ARTICULATIONS TOUCHÉES PAR L'ARTHROSE PEUT AIDER À SOULAGER LA DOULEUR ET LA RAIDEUR. LA CHALEUR DÉTEND LES MUSCLES, AMÉLIORE LA CIRCULATION SANGUINE ET PEUT AUGMENTER L'ÉLASTICITÉ DU TISSU CONJONCTIF, CE QUI CONTRIBUE À UNE MEILLEURE MOBILITÉ. LES MÉTHODES POUR APPLIQUER LA CHALEUR COMPRENNENT LES COUSSINS CHAUFFANTS, LES BAINS CHAUDS, LES COMPRESSES CHAUDES, OU LES CRÈMES CHAUFFANTES. IL EST IMPORTANT DE L'UTILISER AVEC PRUDENCE POUR ÉVITER LES BRÛLURES, SURTOUT SI LA SENSIBILITÉ DE LA PEAU EST RÉDUITE.

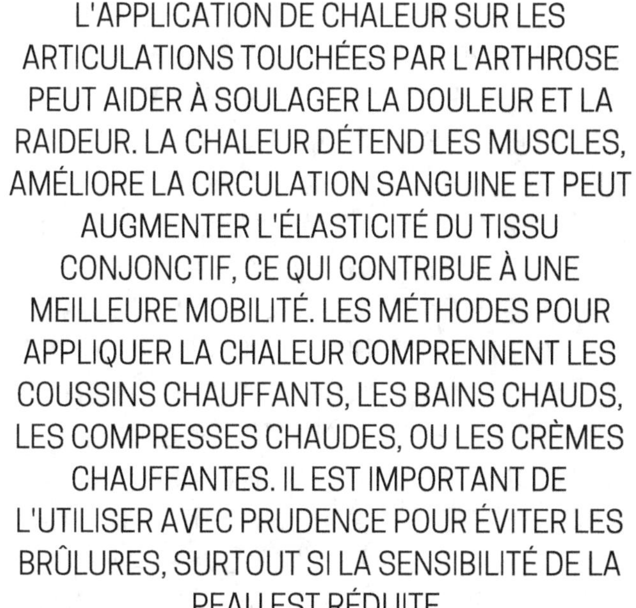

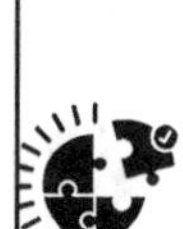

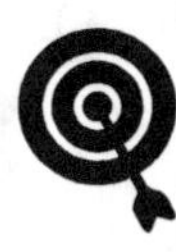

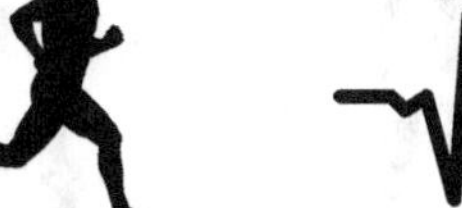
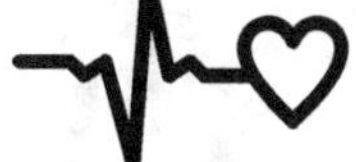
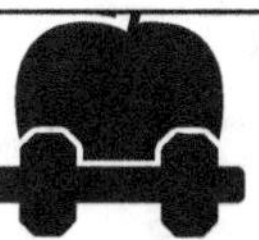
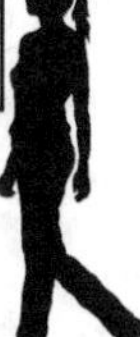

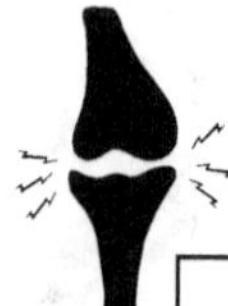
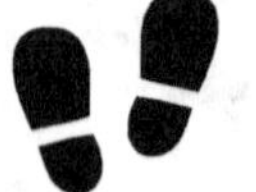

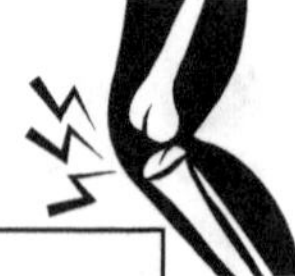
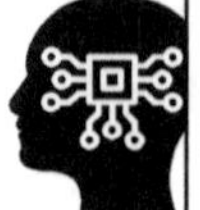

48

ANTI-INFLAMMATOIRE FROID

L'APPLICATION DE FROID EST UNE TECHNIQUE EFFICACE POUR RÉDUIRE L'INFLAMMATION ET L'ENFLURE DANS LES ARTICULATIONS AFFECTÉES PAR L'ARTHROSE. LE FROID ENGOURDIT LA ZONE DOULOUREUSE, RÉDUIT L'INFLAMMATION ET DIMINUE LES SIGNAUX DE DOULEUR ENVOYÉS AU CERVEAU. LES MÉTHODES COMPRENNENT L'UTILISATION DE PACKS DE GLACE, DE COMPRESSES FROIDES OU MÊME DE BAINS DE GLACE. IL EST RECOMMANDÉ D'APPLIQUER LE FROID PENDANT DE COURTES PÉRIODES (15-20 MINUTES) EN ÉVITANT LE CONTACT DIRECT AVEC LA PEAU POUR PRÉVENIR LES ENGELURES. LE FROID EST PARTICULIÈREMENT UTILE APRÈS UNE ACTIVITÉ QUI A EXACERBÉ LA DOULEUR ARTICULAIRE.

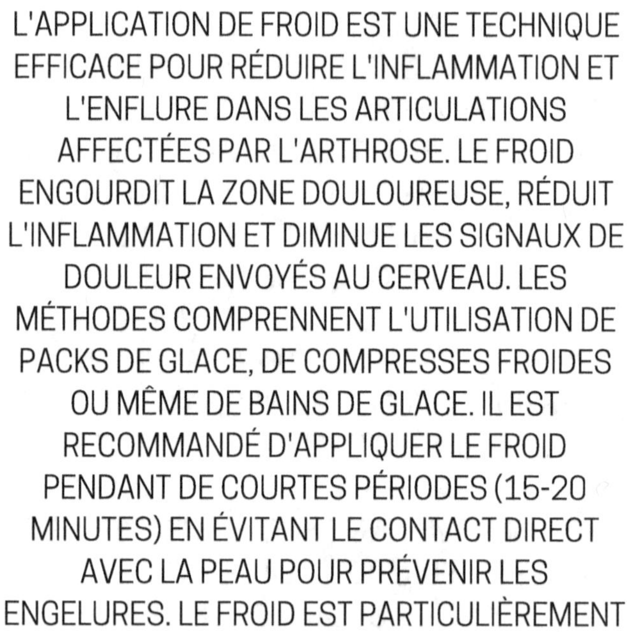

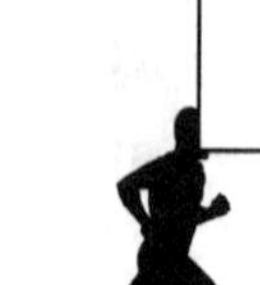
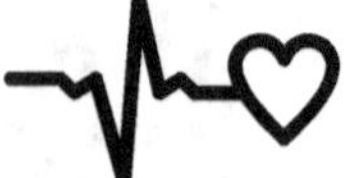

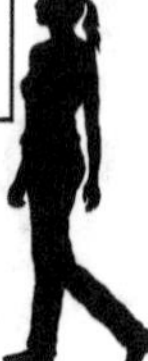
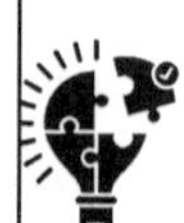

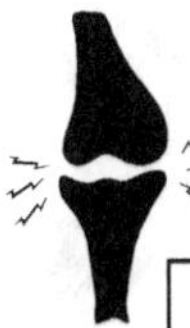
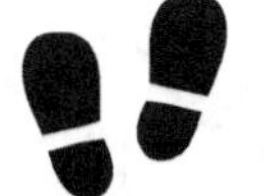

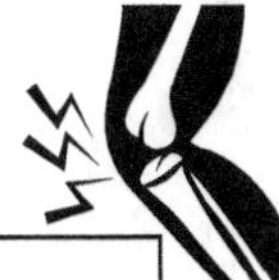

49

IRM DIAGNOSTIQUE

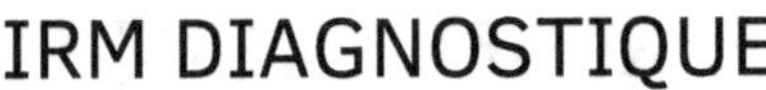

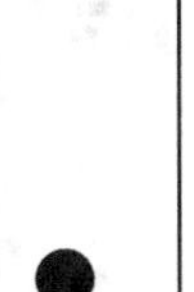
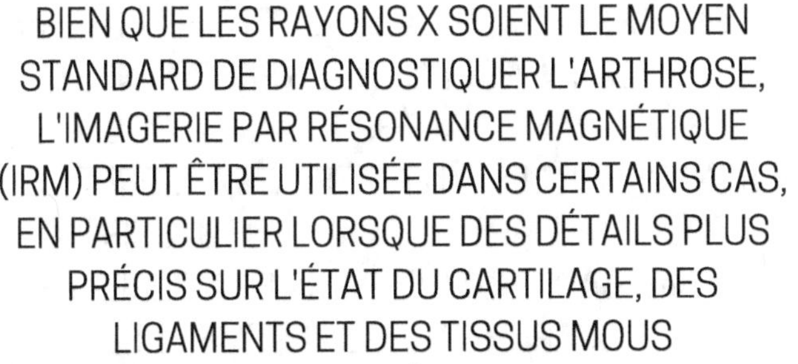

BIEN QUE LES RAYONS X SOIENT LE MOYEN STANDARD DE DIAGNOSTIQUER L'ARTHROSE, L'IMAGERIE PAR RÉSONANCE MAGNÉTIQUE (IRM) PEUT ÊTRE UTILISÉE DANS CERTAINS CAS, EN PARTICULIER LORSQUE DES DÉTAILS PLUS PRÉCIS SUR L'ÉTAT DU CARTILAGE, DES LIGAMENTS ET DES TISSUS MOUS ENVIRONNANTS SONT NÉCESSAIRES. L'IRM EST UTILE POUR DÉTECTER LES SIGNES PRÉCOCES DE L'ARTHROSE OU POUR ÉVALUER LA SÉVÉRITÉ DE LA MALADIE LORSQUE LES RAYONS X NE SONT PAS CONCLUANTS. ELLE PEUT AIDER À PLANIFIER DES INTERVENTIONS CHIRURGICALES OU À DIAGNOSTIQUER D'AUTRES PROBLÈMES ARTICULAIRES POUVANT COEXISTER AVEC L'ARTHROSE, COMME DES LÉSIONS LIGAMENTAIRES.

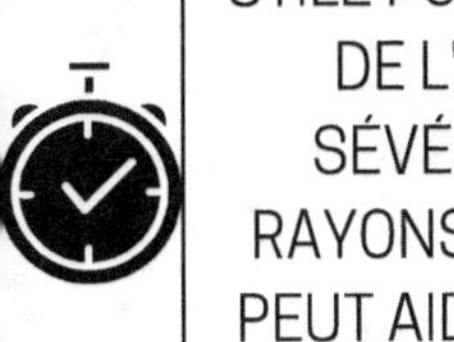
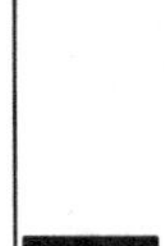

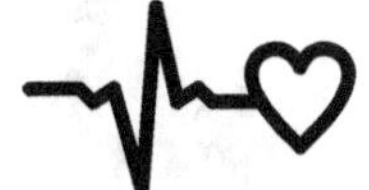
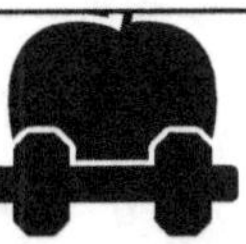
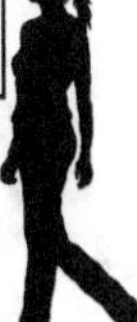

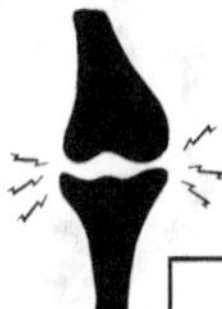
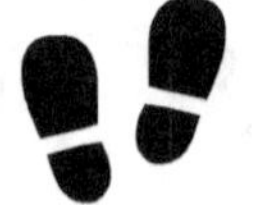

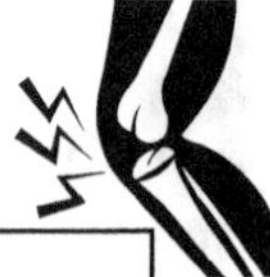
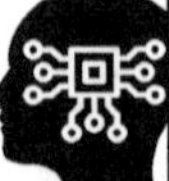

50

MARCHE BÉNÉFIQUE

LA MARCHE EST UN EXERCICE EXCELLENT ET À FAIBLE IMPACT POUR LES PERSONNES SOUFFRANT D'ARTHROSE. ELLE AIDE À RENFORCER LES MUSCLES, À AMÉLIORER LA FLEXIBILITÉ ARTICULAIRE, À SOUTENIR LA SANTÉ CARDIOVASCULAIRE ET À GÉRER LE POIDS. MARCHER RÉGULIÈREMENT PEUT ÉGALEMENT AMÉLIORER L'AMPLITUDE DE MOUVEMENT ET RÉDUIRE LA RAIDEUR ARTICULAIRE. POUR LES PERSONNES ATTEINTES D'ARTHROSE, IL EST IMPORTANT DE COMMENCER LENTEMENT, DE CHOISIR DES SURFACES PLANES POUR RÉDUIRE LA PRESSION SUR LES ARTICULATIONS ET D'UTILISER DES CHAUSSURES DE MARCHE ADÉQUATES POUR UN SOUTIEN OPTIMAL. L'AJOUT DE LA MARCHE DANS LA ROUTINE QUOTIDIENNE PEUT CONTRIBUER DE MANIÈRE SIGNIFICATIVE À LA GESTION DE L'ARTHROSE.

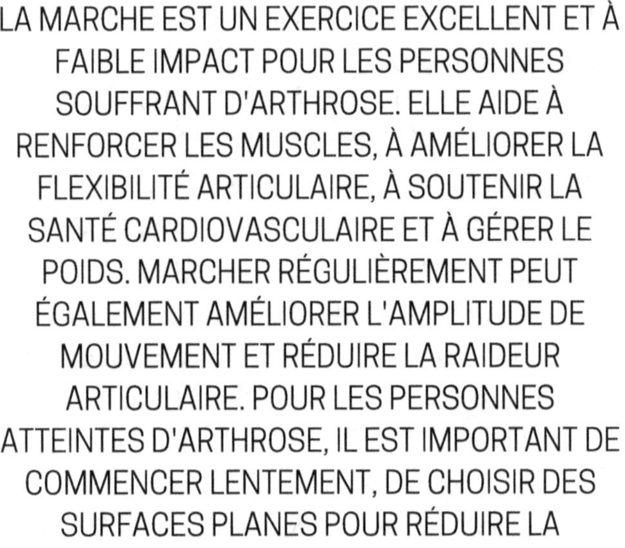

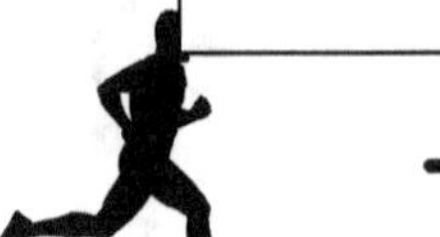
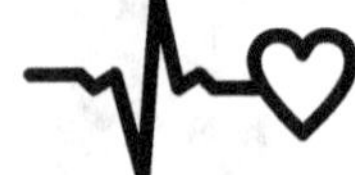

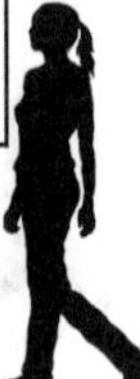

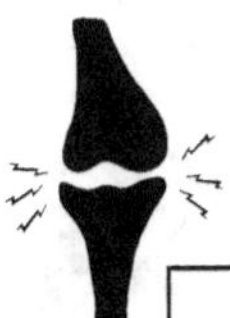
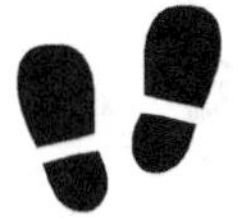

51

RELAXATION THÉRAPEUTIQUE

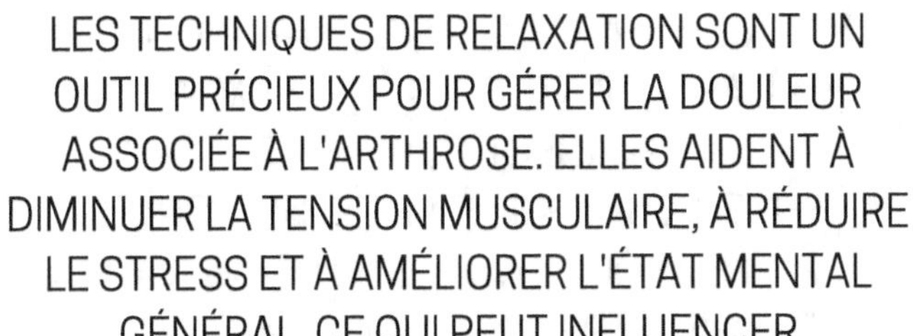

LES TECHNIQUES DE RELAXATION SONT UN OUTIL PRÉCIEUX POUR GÉRER LA DOULEUR ASSOCIÉE À L'ARTHROSE. ELLES AIDENT À DIMINUER LA TENSION MUSCULAIRE, À RÉDUIRE LE STRESS ET À AMÉLIORER L'ÉTAT MENTAL GÉNÉRAL, CE QUI PEUT INFLUENCER POSITIVEMENT LA PERCEPTION DE LA DOULEUR. DES MÉTHODES TELLES QUE LA RESPIRATION PROFONDE, LA MÉDITATION, LE YOGA, ET LA VISUALISATION GUIDÉE PEUVENT ÊTRE UTILISÉES POUR FAVORISER LA RELAXATION. CES PRATIQUES PEUVENT ÊTRE INTÉGRÉES DANS LA ROUTINE QUOTIDIENNE ET SONT SOUVENT PLUS EFFICACES LORSQU'ELLES SONT COMBINÉES AVEC D'AUTRES TRAITEMENTS MÉDICAUX ET DE STYLE DE VIE POUR L'ARTHROSE.

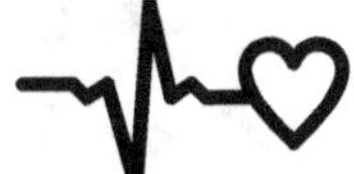
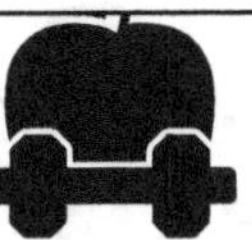
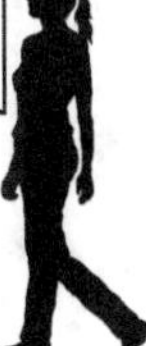

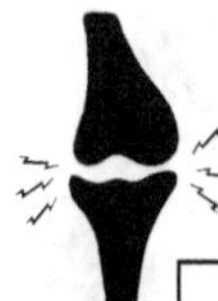
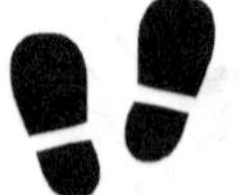

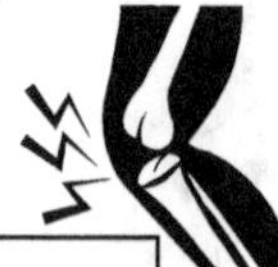

52

PROTHÈSE ARTICULAIRE

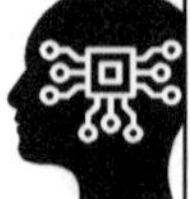

POUR LES CAS D'ARTHROSE AVANCÉE OÙ L'ARTICULATION EST GRAVEMENT ENDOMMAGÉE ET QUE LES AUTRES TRAITEMENTS NE SUFFISENT PLUS À SOULAGER LA DOULEUR OU À MAINTENIR LA MOBILITÉ, LA CHIRURGIE DE REMPLACEMENT ARTICULAIRE PEUT ÊTRE ENVISAGÉE. CETTE INTERVENTION CHIRURGICALE IMPLIQUE LE REMPLACEMENT DES SURFACES ARTICULAIRES ENDOMMAGÉES PAR DES PROTHÈSES ARTIFICIELLES. LE REMPLACEMENT DE LA HANCHE ET DU GENOU SONT PARMI LES PLUS COURANTS. CES CHIRURGIES PEUVENT GRANDEMENT AMÉLIORER LA QUALITÉ DE VIE, RÉDUISANT LA DOULEUR ET RESTAURANT LA FONCTION ARTICULAIRE. CEPENDANT, COMME TOUTE CHIRURGIE MAJEURE, ELLES COMPORTENT DES RISQUES ET NÉCESSITENT UNE PÉRIODE DE RÉÉDUCATION POST-OPÉRATOIRE POUR OBTENIR LES MEILLEURS RÉSULTATS.

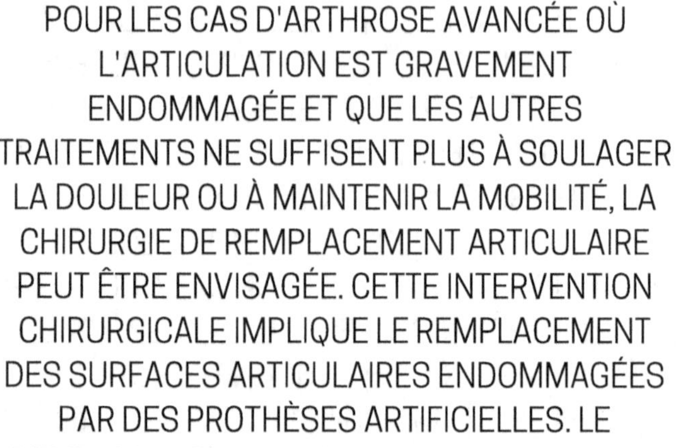

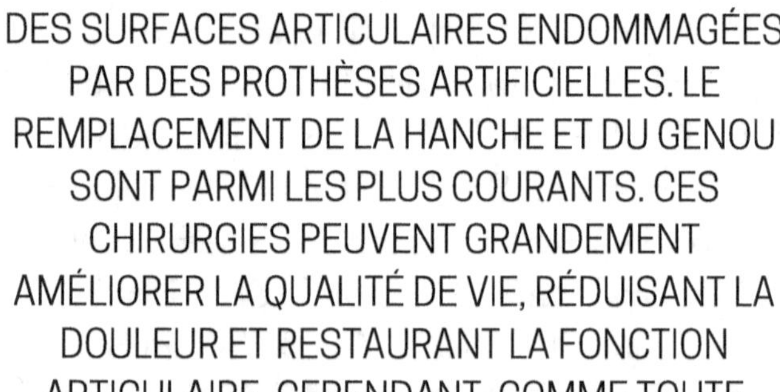

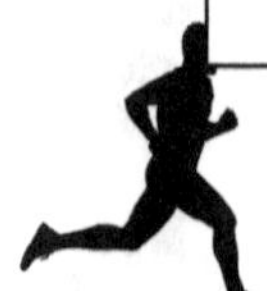
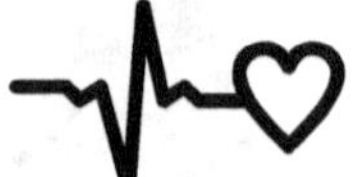
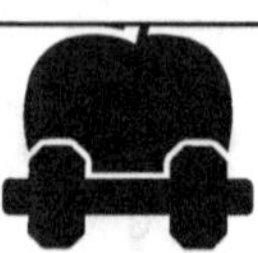
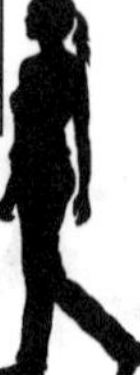

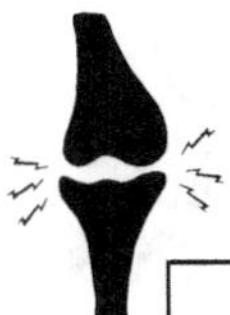
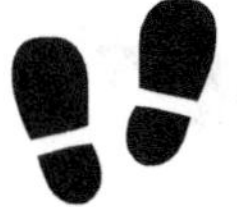

53

RISQUE CHUTE

L'ARTHROSE PEUT AUGMENTER LE RISQUE DE CHUTE, EN PARTICULIER CHEZ LES PERSONNES ÂGÉES. LA DOULEUR ET LA RAIDEUR ARTICULAIRES, AINSI QUE LA DIMINUTION DE LA FORCE MUSCULAIRE ET DE L'ÉQUILIBRE, PEUVENT AFFECTER LA STABILITÉ ET LA MANIÈRE DE MARCHER. CES CHANGEMENTS AUGMENTENT LE RISQUE DE TRÉBUCHER ET DE TOMBER, CE QUI PEUT ENTRAÎNER DES BLESSURES GRAVES. LA PRÉVENTION DES CHUTES CHEZ LES PERSONNES ATTEINTES D'ARTHROSE COMPREND DES EXERCICES POUR RENFORCER LES MUSCLES ET AMÉLIORER L'ÉQUILIBRE, DES MODIFICATIONS DE L'ENVIRONNEMENT POUR RÉDUIRE LES RISQUES DE CHUTE, ET, SI NÉCESSAIRE, L'UTILISATION D'AIDES À LA MOBILITÉ COMME LES CANNES OU LES DÉAMBULATEURS.

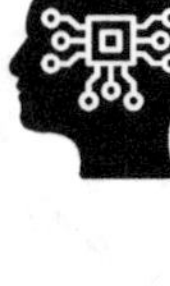

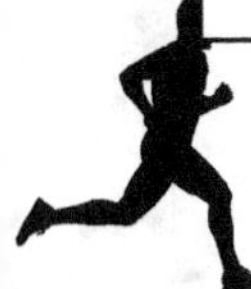

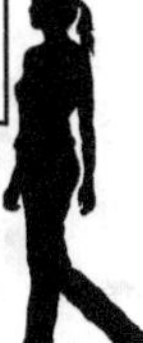

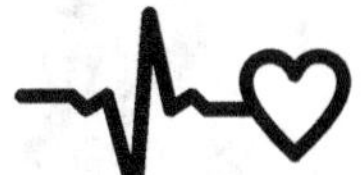
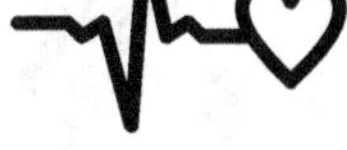
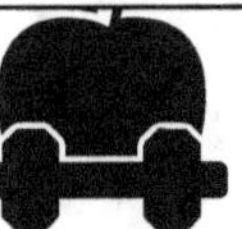

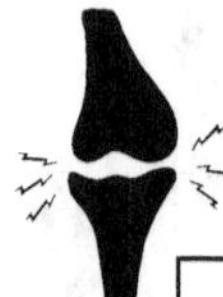
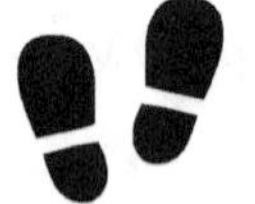

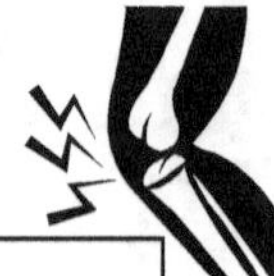
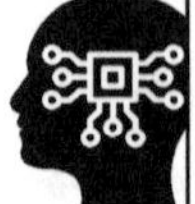

54

BIENFAITS MARCHE NORDIQUE

LA MARCHE NORDIQUE, QUI IMPLIQUE L'UTILISATION DE BÂTONS DE MARCHE SPÉCIAUX, EST UNE ACTIVITÉ PHYSIQUE BÉNÉFIQUE POUR LES PERSONNES ATTEINTES D'ARTHROSE. ELLE AIDE À RÉPARTIR LE POIDS DU CORPS PLUS UNIFORMÉMENT, RÉDUISANT AINSI LA PRESSION SUR LES GENOUX ET LES HANCHES. CETTE FORME DE MARCHE AMÉLIORE ÉGALEMENT LA FORCE MUSCULAIRE, LA COORDINATION ET L'ENDURANCE CARDIOVASCULAIRE, TOUT EN ÉTANT DOUCE POUR LES ARTICULATIONS. DE PLUS, LA MARCHE NORDIQUE ENGAGE LE HAUT DU CORPS, OFFRANT AINSI UN ENTRAÎNEMENT PLUS COMPLET QUE LA MARCHE TRADITIONNELLE. ELLE PEUT ÊTRE PARTICULIÈREMENT UTILE POUR CEUX QUI CHERCHENT UNE FORME D'EXERCICE À FAIBLE IMPACT POUR GÉRER L'ARTHROSE.

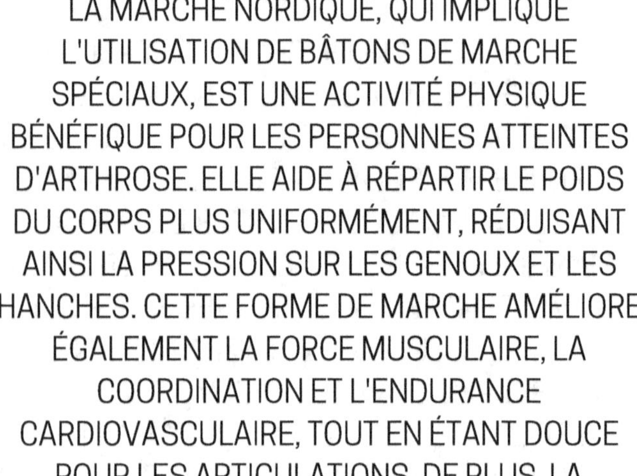

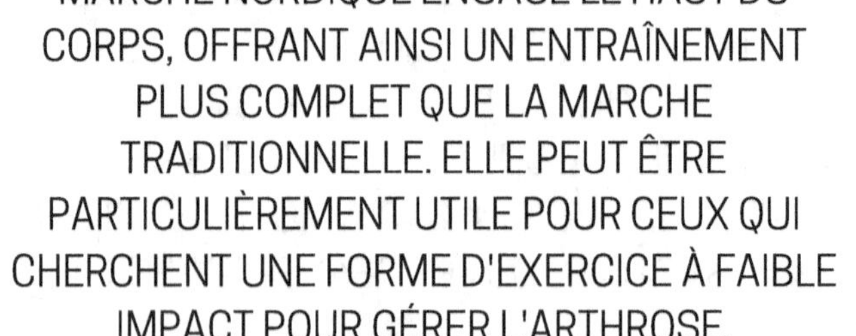
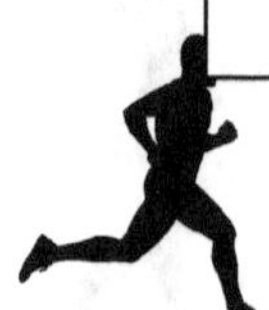
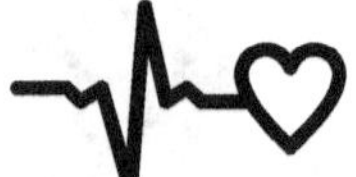
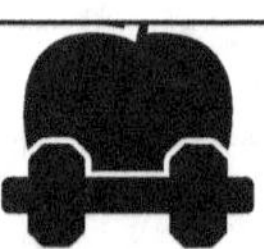
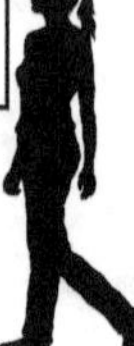

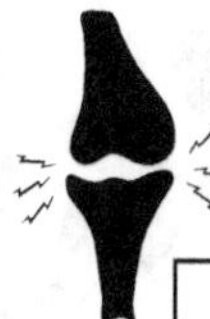
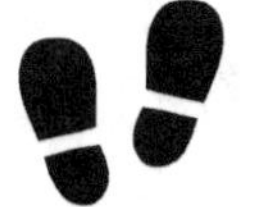

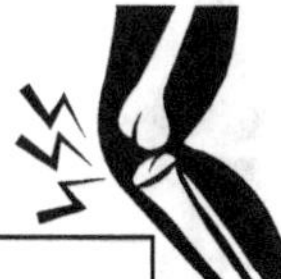

55

GANTS COMPRESSION

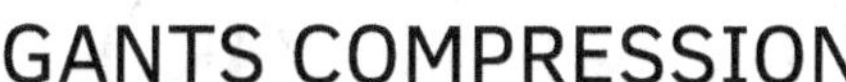

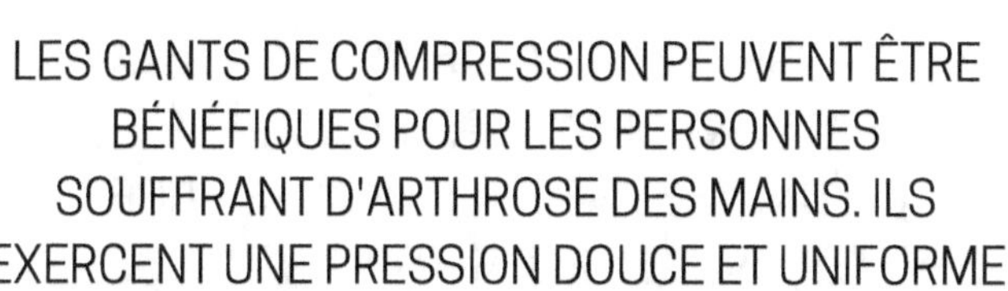

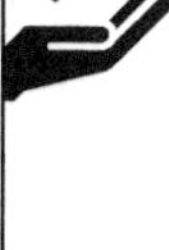

LES GANTS DE COMPRESSION PEUVENT ÊTRE BÉNÉFIQUES POUR LES PERSONNES SOUFFRANT D'ARTHROSE DES MAINS. ILS EXERCENT UNE PRESSION DOUCE ET UNIFORME QUI PEUT AIDER À RÉDUIRE LA DOULEUR ET LE GONFLEMENT, TOUT EN AMÉLIORANT LA CIRCULATION SANGUINE. CES GANTS PEUVENT ÉGALEMENT FOURNIR DE LA CHALEUR, CE QUI AIDE À SOULAGER LA RAIDEUR ARTICULAIRE. ILS SONT CONÇUS POUR ÊTRE PORTÉS PENDANT LES ACTIVITÉS QUOTIDIENNES ET MÊME PENDANT LA NUIT. CEPENDANT, IL EST IMPORTANT DE CHOISIR DES GANTS BIEN AJUSTÉS ET DE CONSULTER UN PROFESSIONNEL DE SANTÉ POUR S'ASSURER QU'ILS SONT ADAPTÉS À VOTRE CONDITION SPÉCIFIQUE.

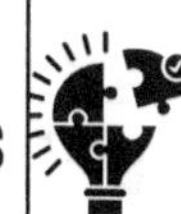

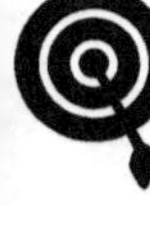

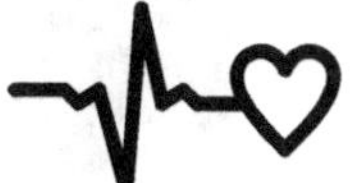

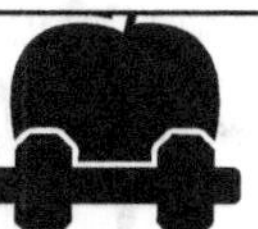

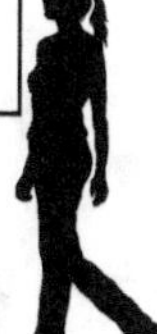

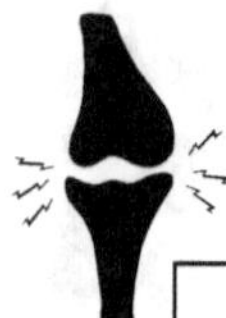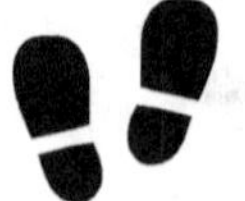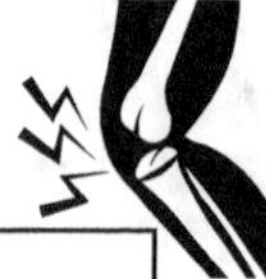

56

DIFFÉRENCE POLYARTHRITE

L'ARTHROSE ET LA POLYARTHRITE RHUMATOÏDE (PR) SONT DEUX FORMES D'ARTHRITE DISTINCTES AVEC DES CAUSES ET DES TRAITEMENTS DIFFÉRENTS. L'ARTHROSE EST UNE MALADIE DÉGÉNÉRATIVE QUI RÉSULTE PRINCIPALEMENT DE L'USURE DU CARTILAGE, AFFECTANT SOUVENT LES PERSONNES ÂGÉES. ELLE SE CARACTÉRISE PAR DES DOULEURS ARTICULAIRES, UNE RAIDEUR ET PARFOIS DES DÉFORMATIONS. EN REVANCHE, LA PR EST UNE MALADIE AUTO-IMMUNE QUI PROVOQUE UNE INFLAMMATION DES ARTICULATIONS, AFFECTANT SOUVENT PLUSIEURS ARTICULATIONS DES DEUX CÔTÉS DU CORPS. ELLE PEUT SURVENIR À TOUT ÂGE ET ENTRAÎNER DES SYMPTÔMES TELS QUE DOULEUR, GONFLEMENT ET RAIDEUR ARTICULAIRES, AINSI QUE DE LA FATIGUE. LE TRAITEMENT DE LA PR VISE À CONTRÔLER L'INFLAMMATION ET À PRÉVENIR LES DOMMAGES ARTICULAIRES.

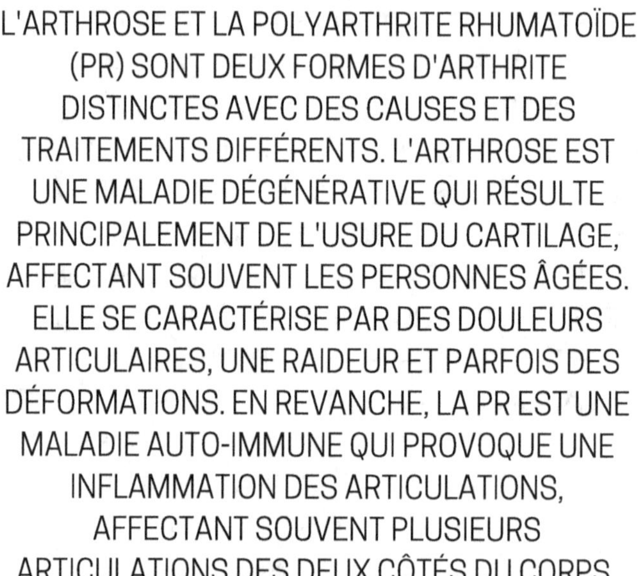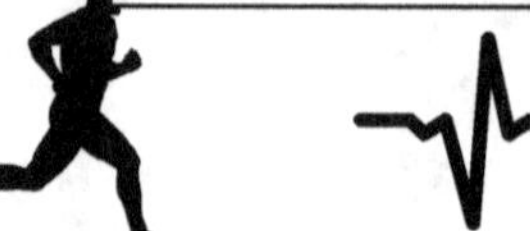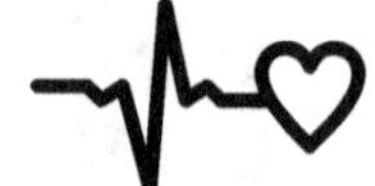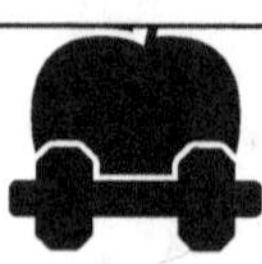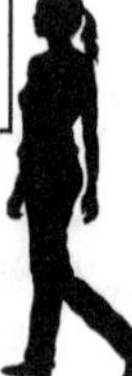

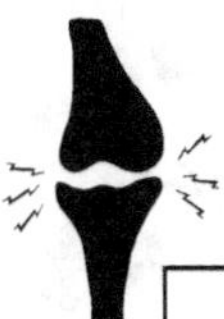
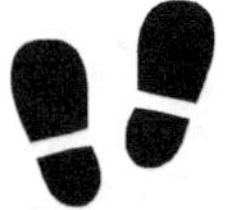

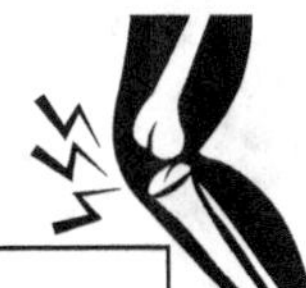
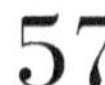

57

ANTIOXYDANTS FAVORABLES

UNE ALIMENTATION RICHE EN FRUITS ET LÉGUMES, QUI SONT DE BONNES SOURCES D'ANTIOXYDANTS, PEUT AVOIR DES EFFETS BÉNÉFIQUES POUR LES PERSONNES SOUFFRANT D'ARTHROSE. LES ANTIOXYDANTS, TELS QUE LA VITAMINE C, LA VITAMINE E, LE BÊTA-CAROTÈNE ET LE SÉLÉNIUM, AIDENT À COMBATTRE LES RADICAUX LIBRES DANS LE CORPS, RÉDUISANT AINSI L'INFLAMMATION ET LES DOMMAGES AUX CELLULES. CERTAINS FRUITS ET LÉGUMES, COMME LES BAIES, LES ÉPINARDS, LES CAROTTES ET LES POIVRONS, SONT PARTICULIÈREMENT RICHES EN CES NUTRIMENTS. INCORPORER UNE VARIÉTÉ DE CES ALIMENTS DANS L'ALIMENTATION PEUT AIDER À GÉRER LES SYMPTÔMES DE L'ARTHROSE ET À SOUTENIR LA SANTÉ ARTICULAIRE GLOBALE.

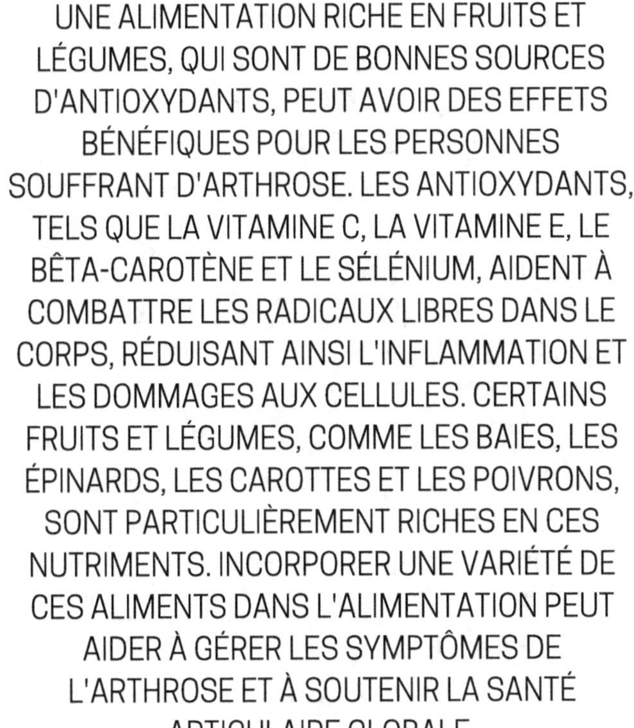

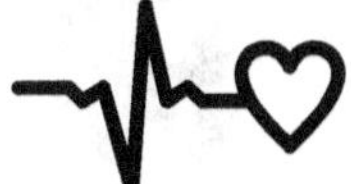
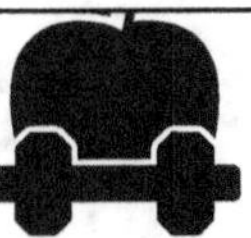
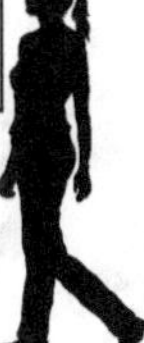

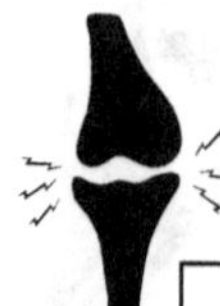
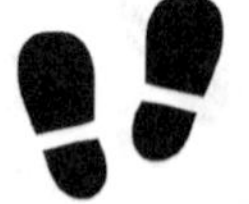

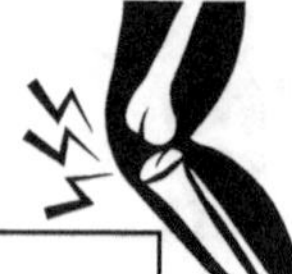
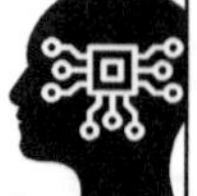

58

MASSAGE RELAXANT

LE MASSAGE EST UNE TECHNIQUE THÉRAPEUTIQUE EFFICACE POUR LES PERSONNES SOUFFRANT D'ARTHROSE. IL AIDE À DÉTENDRE LES MUSCLES TENDUS ET À AMÉLIORER LA CIRCULATION SANGUINE AUTOUR DES ARTICULATIONS AFFECTÉES. EN RÉDUISANT LA TENSION MUSCULAIRE, LE MASSAGE PEUT DIMINUER LA DOULEUR ET AMÉLIORER L'AMPLITUDE DE MOUVEMENT. IL PEUT ÉGALEMENT FAVORISER LA RELAXATION ET LE BIEN-ÊTRE GÉNÉRAL, CONTRIBUANT À UNE MEILLEURE GESTION DU STRESS. IL EST IMPORTANT QUE LE MASSAGE SOIT EFFECTUÉ PAR UN PROFESSIONNEL QUALIFIÉ QUI COMPREND LES SPÉCIFICITÉS DE L'ARTHROSE POUR ASSURER UNE APPROCHE SÛRE ET BÉNÉFIQUE.

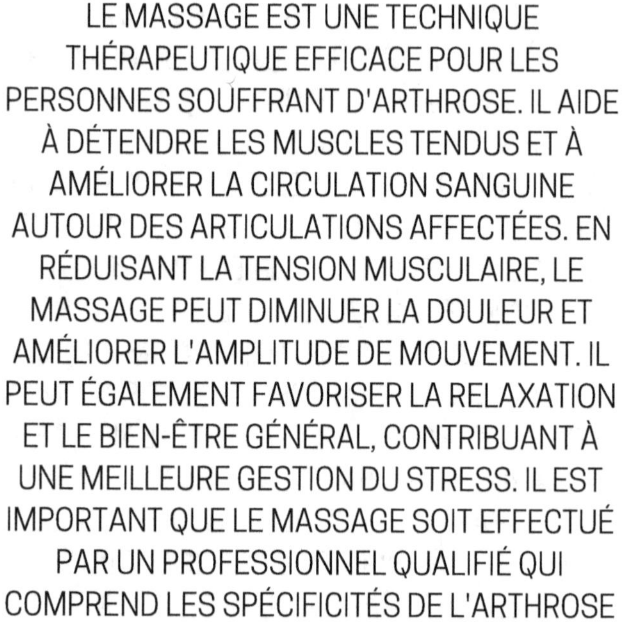

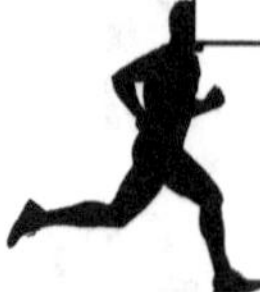
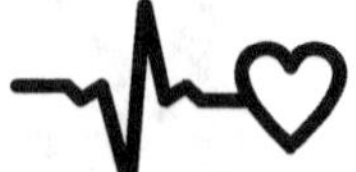
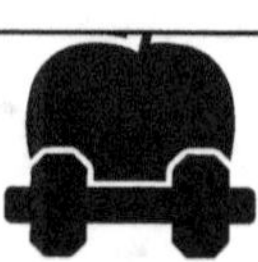
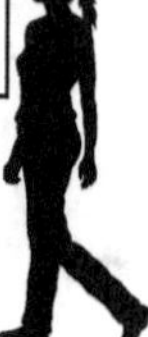

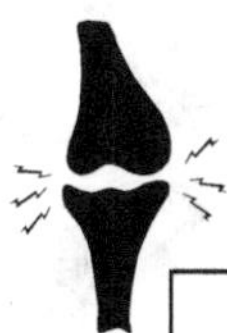
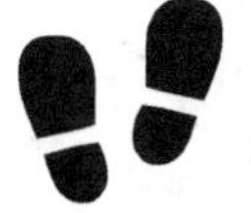

59

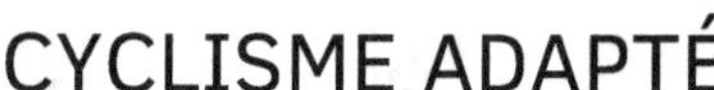

CYCLISME ADAPTÉ

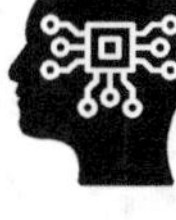

LE CYCLISME EST UNE ACTIVITÉ À FAIBLE IMPACT QUI PEUT ÊTRE BÉNÉFIQUE POUR LES PERSONNES ATTEINTES D'ARTHROSE, EN PARTICULIER POUR CELLES AVEC DE L'ARTHROSE DU GENOU OU DE LA HANCHE. PUISQU'IL MET MOINS DE PRESSION SUR LES ARTICULATIONS QUE DES EXERCICES COMME LA COURSE, LE CYCLISME PEUT AIDER À MAINTENIR LA MOBILITÉ ET LA FORCE SANS AGGRAVER LA DOULEUR. LE CYCLISME RÉGULIER RENFORCE LES MUSCLES AUTOUR DES ARTICULATIONS, AMÉLIORE LA CAPACITÉ CARDIOVASCULAIRE ET AIDE AU MAINTIEN D'UN POIDS SAIN. IL EST RECOMMANDÉ DE COMMENCER LENTEMENT ET D'AUGMENTER PROGRESSIVEMENT L'INTENSITÉ ET LA DURÉE DES SÉANCES DE CYCLISME, EN VEILLANT À AJUSTER LE VÉLO POUR UNE POSITION CONFORTABLE.

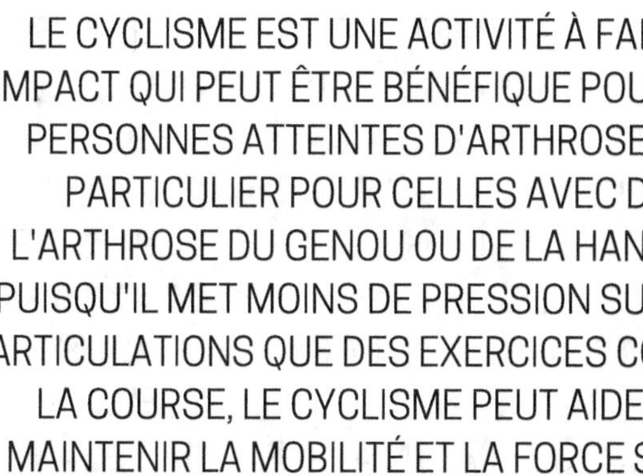

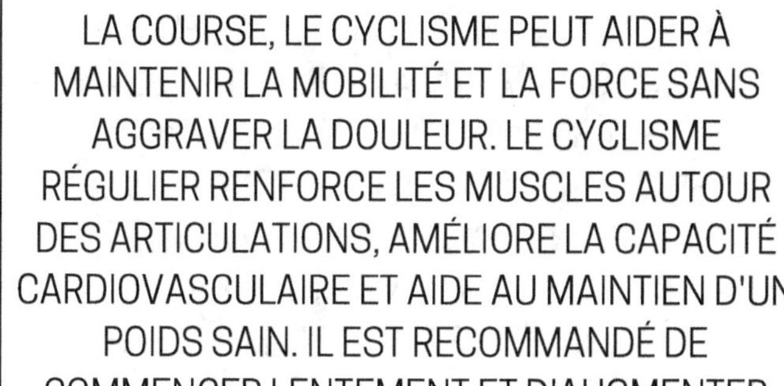
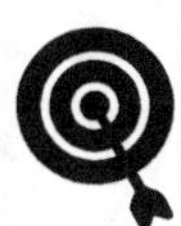
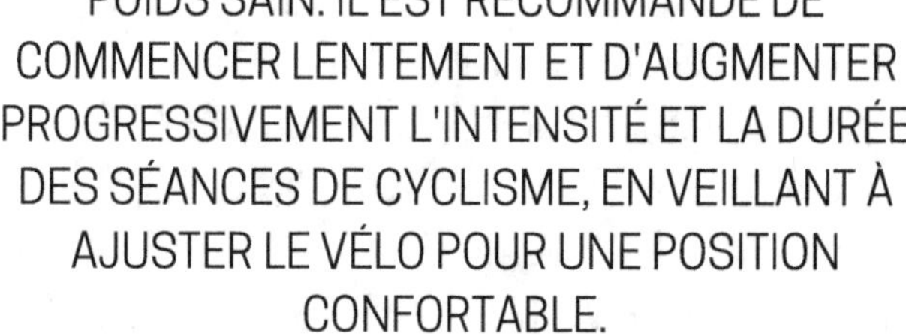

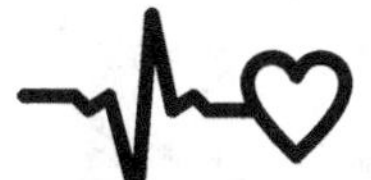
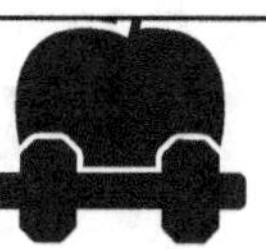
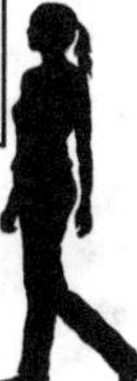

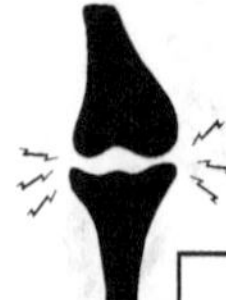
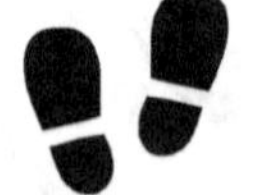

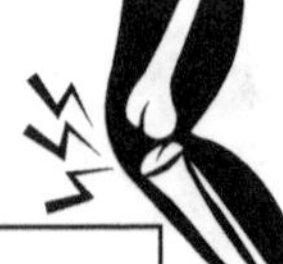
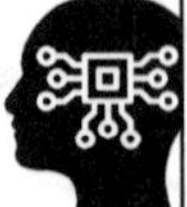

60

ASYMPTOMATIQUE INITIAL

DANS LES PREMIERS STADES, L'ARTHROSE PEUT NE PRÉSENTER AUCUN SYMPTÔME VISIBLE. LA DÉTÉRIORATION DU CARTILAGE PEUT COMMENCER LENTEMENT ET NE PAS CAUSER DE DOULEUR OU DE RAIDEUR NOTABLE AU DÉBUT. CELA SIGNIFIE QUE BEAUCOUP DE PERSONNES PEUVENT AVOIR UNE ARTHROSE DÉBUTANTE SANS LE SAVOIR. AU FUR ET À MESURE QUE LA MALADIE PROGRESSE, LES SYMPTÔMES TELS QUE LA DOULEUR, LA RAIDEUR ET LA DIMINUTION DE LA MOBILITÉ COMMENCENT À APPARAÎTRE. LA DÉTECTION PRÉCOCE ET LA GESTION DE L'ARTHROSE SONT ESSENTIELLES POUR RALENTIR SA PROGRESSION ET MAINTENIR LA QUALITÉ DE VIE. DES EXAMENS RÉGULIERS ET LA CONSULTATION D'UN MÉDECIN EN CAS DE DOULEURS ARTICULAIRES INEXPLIQUÉES SONT IMPORTANTS POUR UN DIAGNOSTIC PRÉCOCE.

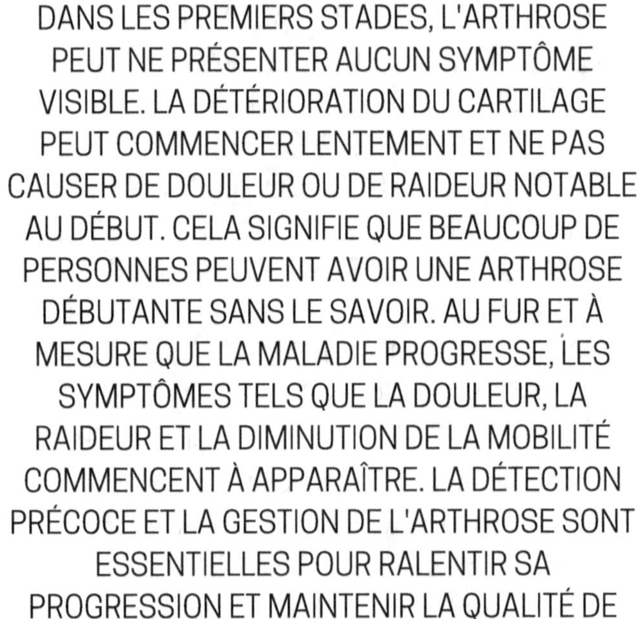

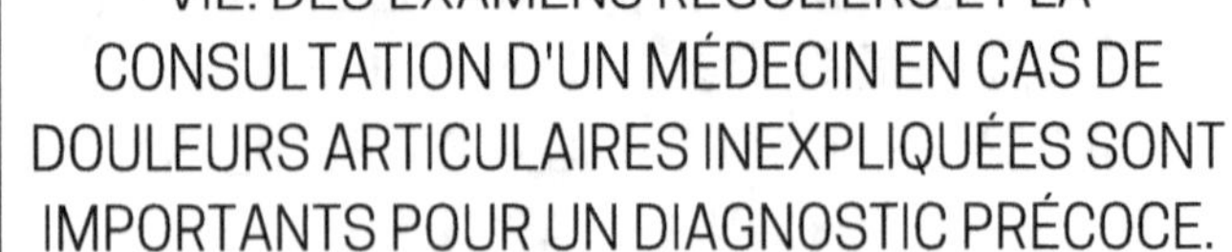
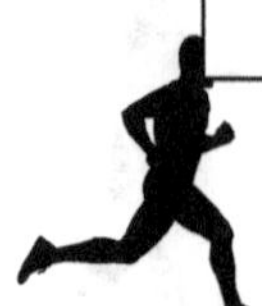
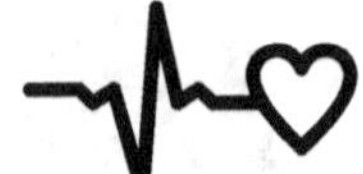
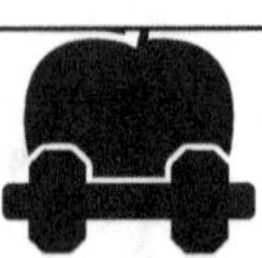
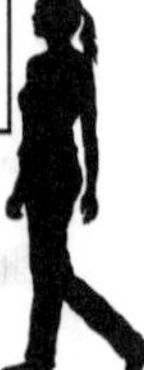

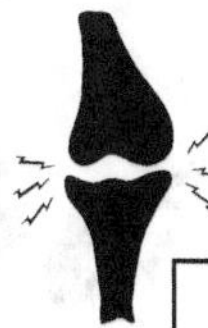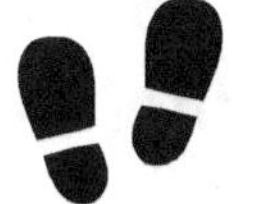

61

ALCOOL MODÉRÉ

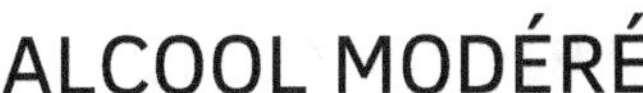

DES ÉTUDES SUGGÈRENT QUE LA CONSOMMATION MODÉRÉE D'ALCOOL POURRAIT ÊTRE ASSOCIÉE À UN RISQUE RÉDUIT DE DÉVELOPPER CERTAINES FORMES D'ARTHROSE. CELA POURRAIT ÊTRE DÛ AUX PROPRIÉTÉS ANTI-INFLAMMATOIRES DE CERTAINS COMPOSANTS PRÉSENTS DANS L'ALCOOL, COMME LES POLYPHÉNOLS DANS LE VIN ROUGE. TOUTEFOIS, IL EST IMPORTANT DE NOTER QUE LA CONSOMMATION EXCESSIVE D'ALCOOL PEUT AVOIR DES EFFETS NÉGATIFS SUR LA SANTÉ GÉNÉRALE ET PEUT AGGRAVER D'AUTRES CONDITIONS MÉDICALES. PAR CONSÉQUENT, SI L'ON CHOISIT DE CONSOMMER DE L'ALCOOL, CELA DOIT ÊTRE FAIT AVEC MODÉRATION ET EN TENANT COMPTE DES CONSEILS D'UN PROFESSIONNEL DE SANTÉ.

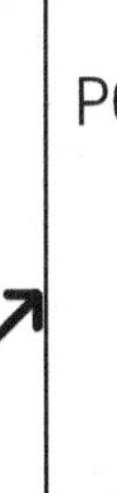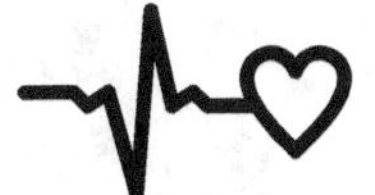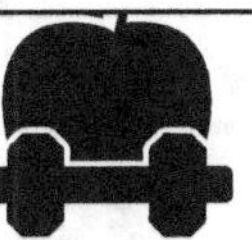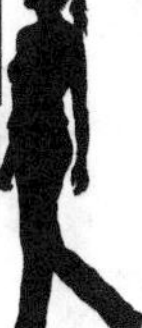

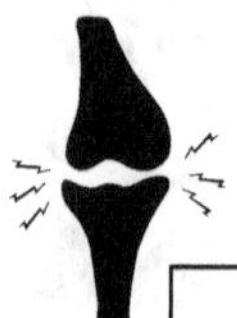
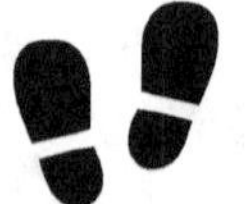

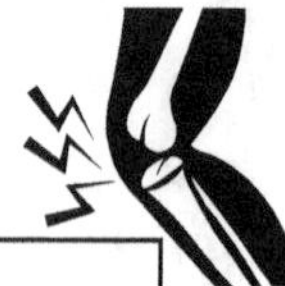
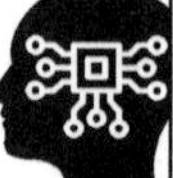

62

CURCUMA ÉTUDIÉ

LE CURCUMA, UNE ÉPICE COURAMMENT UTILISÉE DANS LA CUISINE ASIATIQUE, EST ÉTUDIÉ POUR SES PROPRIÉTÉS ANTI-INFLAMMATOIRES POTENTIELLES, PRINCIPALEMENT EN RAISON DE SON COMPOSANT ACTIF, LA CURCUMINE. LA CURCUMINE EST CONSIDÉRÉE COMME AYANT DES EFFETS BÉNÉFIQUES DANS LA GESTION DE L'INFLAMMATION ET DE LA DOULEUR ASSOCIÉES À DIVERSES CONDITIONS, DONT L'ARTHROSE. BIEN QUE LES RECHERCHES SOIENT TOUJOURS EN COURS, CERTAINS ÉTUDES SUGGÈRENT QUE LA SUPPLÉMENTATION EN CURCUMA POURRAIT AIDER À RÉDUIRE LA DOULEUR ARTICULAIRE ET AMÉLIORER LA FONCTION CHEZ LES PERSONNES ATTEINTES D'ARTHROSE. CEPENDANT, IL EST RECOMMANDÉ DE CONSULTER UN PROFESSIONNEL DE SANTÉ AVANT D'AJOUTER DES SUPPLÉMENTS DE CURCUMA À VOTRE RÉGIME, CAR ILS PEUVENT INTERAGIR AVEC CERTAINS MÉDICAMENTS.

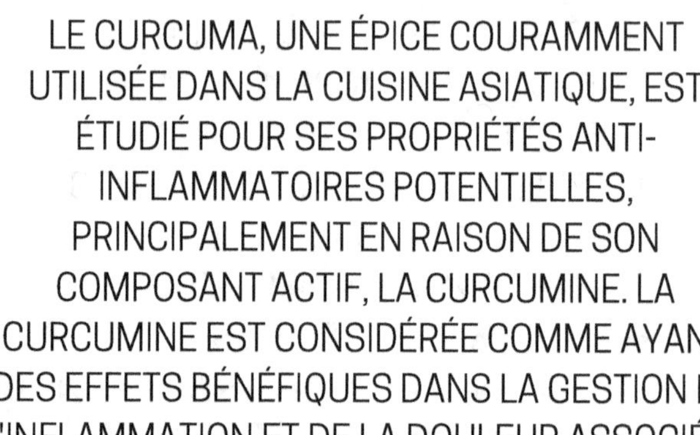

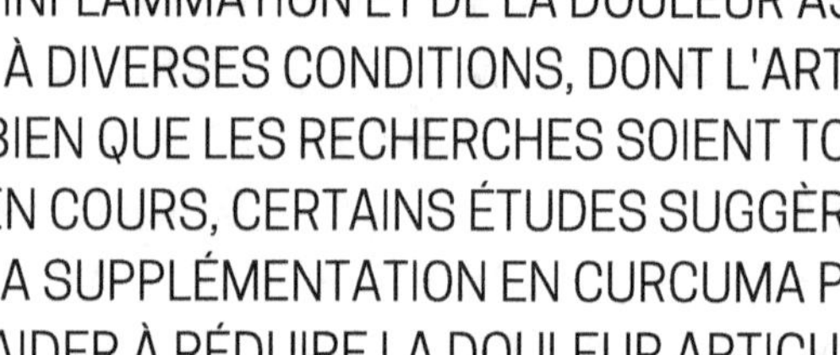
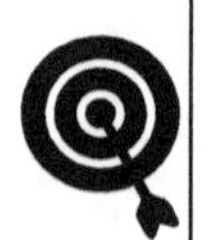
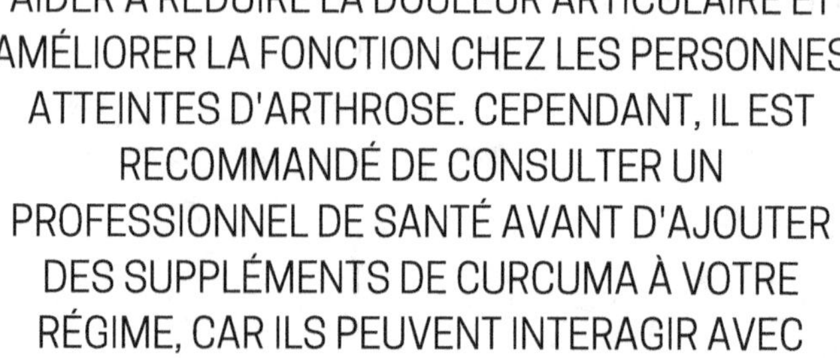
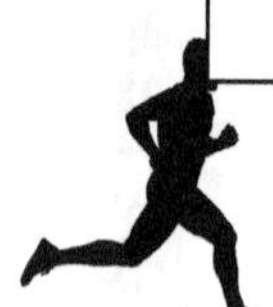
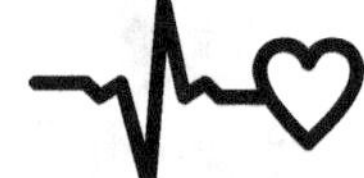
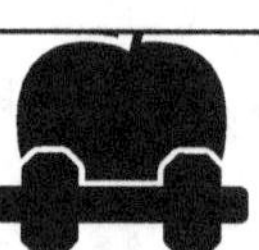
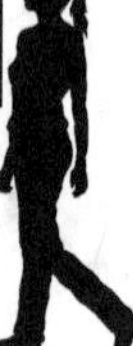

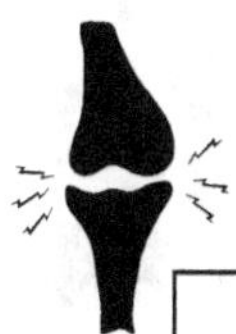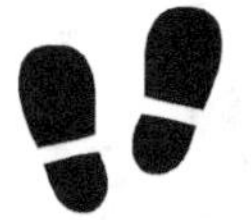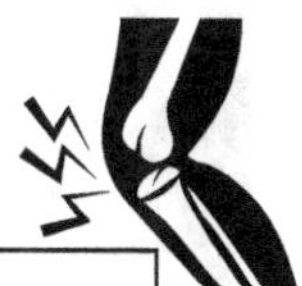

63

MÂCHOIRE AFFECTÉE

BIEN QUE MOINS COURANTE QUE L'ARTHROSE DES GENOUX OU DES HANCHES, L'ARTHROSE PEUT ÉGALEMENT AFFECTER LES ARTICULATIONS TEMPORO-MANDIBULAIRES (ATM), QUI CONNECTENT LA MÂCHOIRE INFÉRIEURE AU CRÂNE. LES SYMPTÔMES DE L'ARTHROSE DE L'ATM COMPRENNENT LA DOULEUR ET LA RAIDEUR DANS LA MÂCHOIRE, DES CLIQUETIS OU DES CRAQUEMENTS LORS DE L'OUVERTURE OU DE LA FERMETURE DE LA BOUCHE, ET PARFOIS DES DIFFICULTÉS À MÂCHER OU À PARLER. LA GESTION DE L'ARTHROSE DE L'ATM IMPLIQUE SOUVENT UNE COMBINAISON DE TECHNIQUES DE GESTION DE LA DOULEUR, DES EXERCICES DE PHYSIOTHÉRAPIE POUR AMÉLIORER LA MOBILITÉ DE LA MÂCHOIRE ET, DANS CERTAINS CAS, DES DISPOSITIFS DE STABILISATION DE LA MÂCHOIRE.

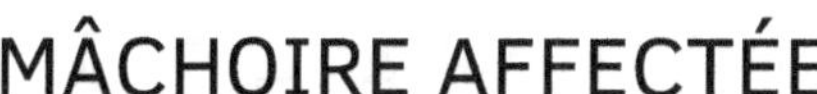
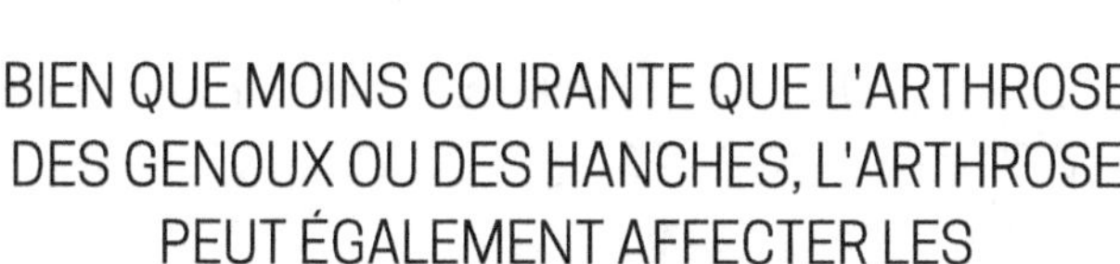
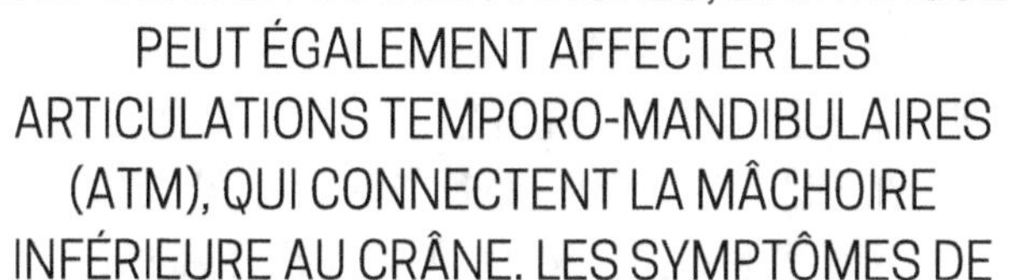
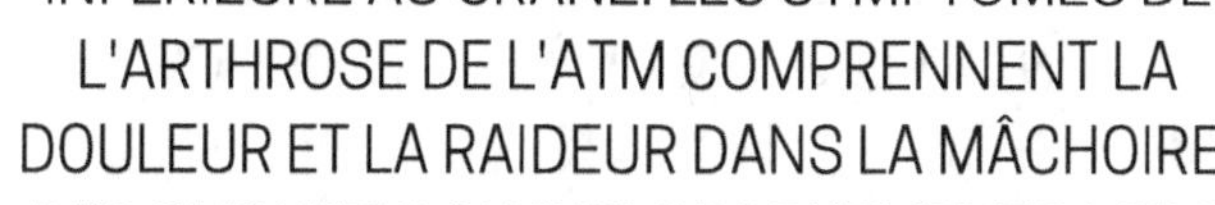
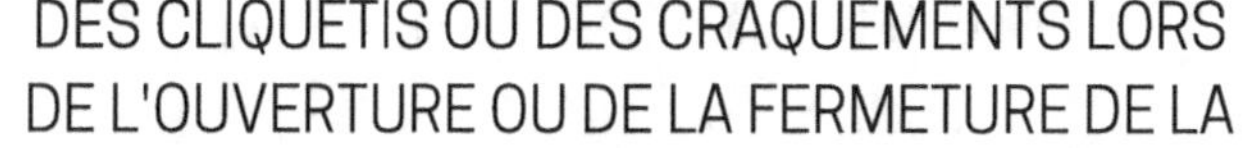
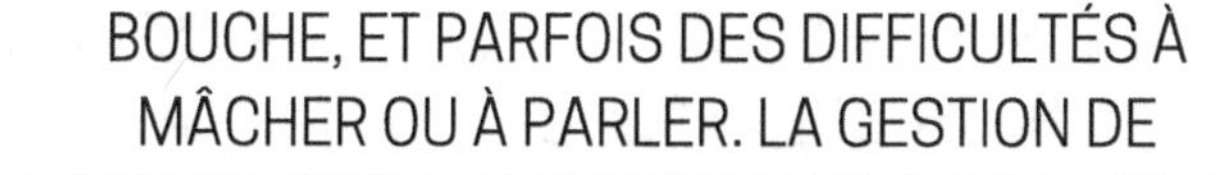

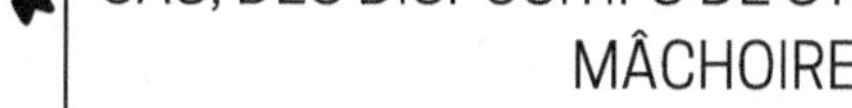
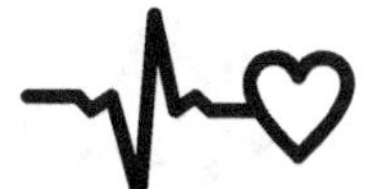
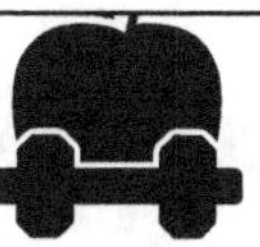
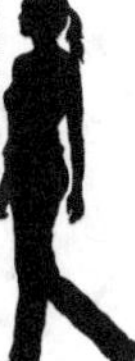

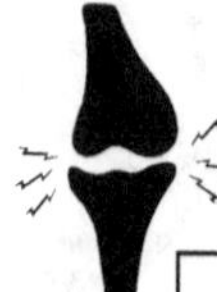
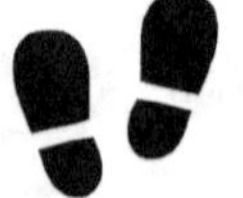

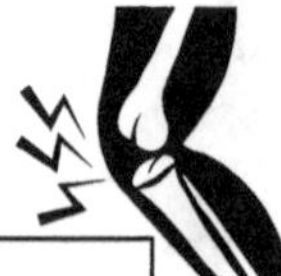
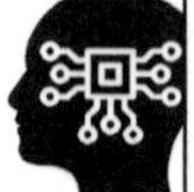

PARAFFINE APAISANTE

LES BAINS DE PARAFFINE SONT UNE FORME DE THERMOTHÉRAPIE SOUVENT UTILISÉE POUR SOULAGER LA DOULEUR ET LA RAIDEUR ASSOCIÉES À L'ARTHROSE DES MAINS ET DES PIEDS. LA PARAFFINE CHAUDE AIDE À AUGMENTER LA CIRCULATION SANGUINE, À DÉTENDRE LES MUSCLES ET À ADOUCIR LA PEAU. PENDANT UN BAIN DE PARAFFINE, LES MAINS OU LES PIEDS SONT IMMERGÉS DANS DE LA CIRE DE PARAFFINE CHAUDE, PUIS ENVELOPPÉS POUR CONSERVER LA CHALEUR. CETTE MÉTHODE OFFRE UN SOULAGEMENT TEMPORAIRE ET PEUT ÊTRE PARTICULIÈREMENT BÉNÉFIQUE AVANT LES EXERCICES DE PHYSIOTHÉRAPIE POUR AMÉLIORER LA MOBILITÉ ARTICULAIRE. CEPENDANT, ELLE DOIT ÊTRE UTILISÉE AVEC PRUDENCE, EN PARTICULIER PAR LES PERSONNES AYANT DES PROBLÈMES DE SENSIBILITÉ CUTANÉE OU UNE MAUVAISE CIRCULATION.

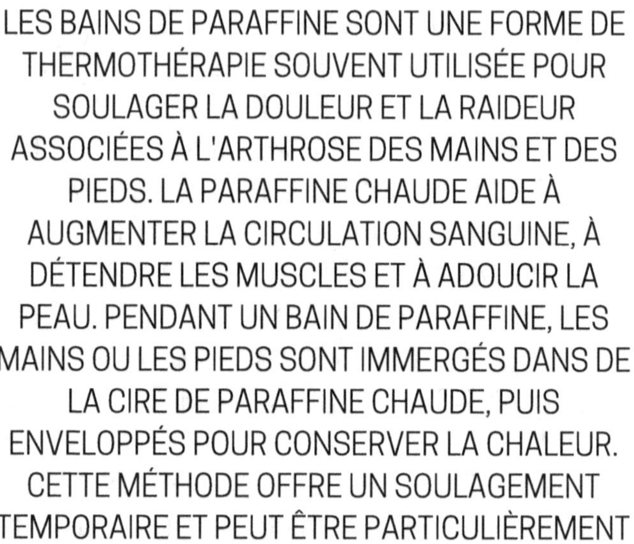
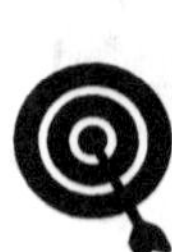
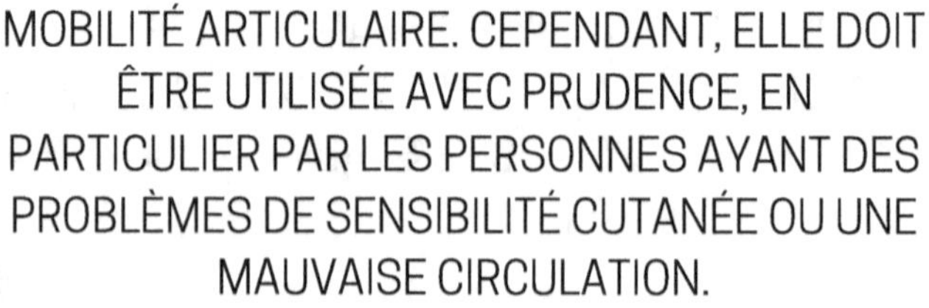
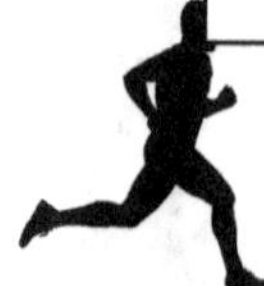
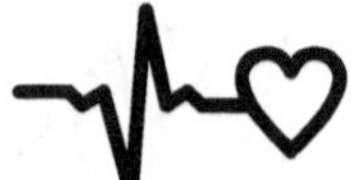
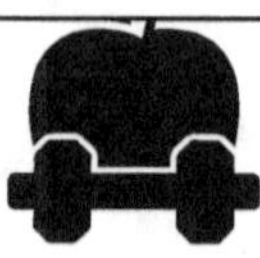
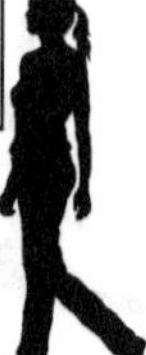

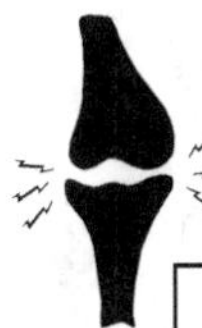
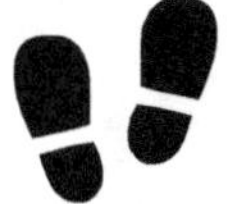

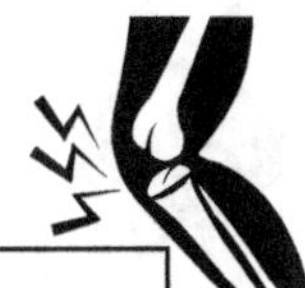

65

RENFORCEMENT MUSCULAIRE

LE RENFORCEMENT MUSCULAIRE EST UN ÉLÉMENT CLÉ DANS LA GESTION DE L'ARTHROSE. DES MUSCLES FORTS AUTOUR DES ARTICULATIONS AFFECTÉES PEUVENT RÉDUIRE LA CHARGE SUR CELLES-CI, SOULAGEANT AINSI LA DOULEUR ET AMÉLIORANT LA FONCTION. LES EXERCICES DE RENFORCEMENT AIDENT À CONSTRUIRE LA FORCE MUSCULAIRE SANS IMPOSER UN STRESS EXCESSIF SUR LES ARTICULATIONS. CES EXERCICES PEUVENT INCLURE L'UTILISATION DE POIDS LÉGERS, DES BANDES DE RÉSISTANCE, OU DES EXERCICES DE POIDS CORPOREL ADAPTÉS. UN PHYSIOTHÉRAPEUTE OU UN ENTRAÎNEUR SPÉCIALISÉ PEUT AIDER À ÉLABORER UN PROGRAMME D'EXERCICES QUI CIBLE LES BONS GROUPES MUSCULAIRES TOUT EN MINIMISANT LE RISQUE DE BLESSURE OU DE SURMENAGE DES ARTICULATIONS.

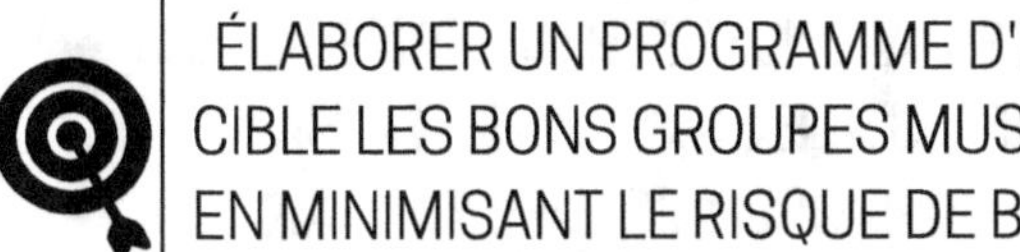
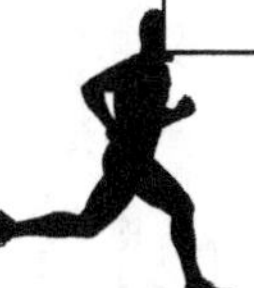
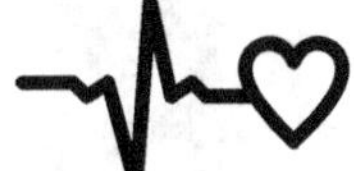
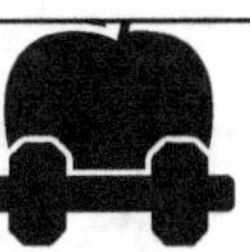
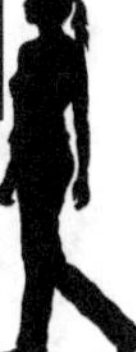

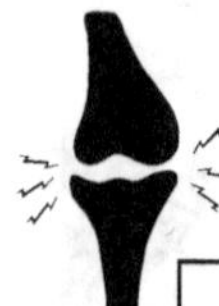
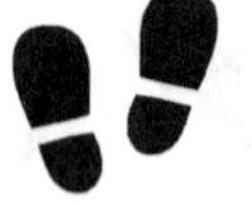

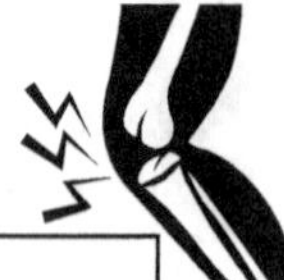
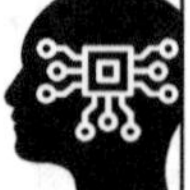

POIDS GESTION

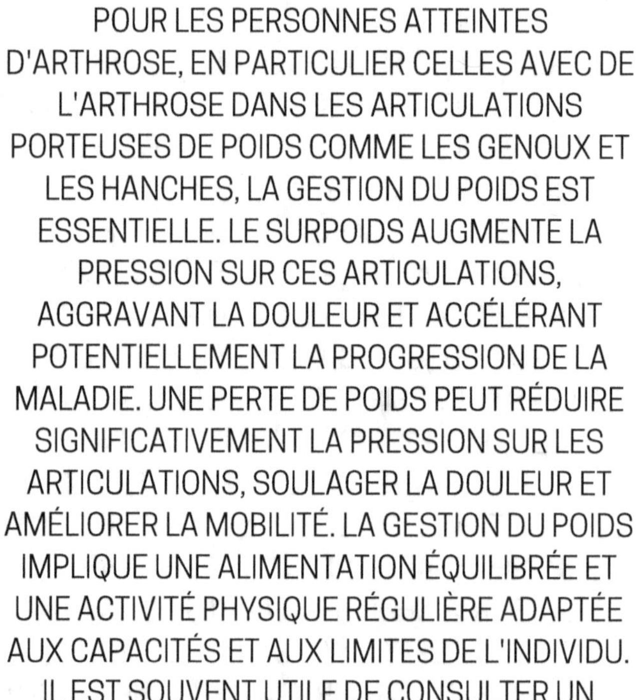

POUR LES PERSONNES ATTEINTES D'ARTHROSE, EN PARTICULIER CELLES AVEC DE L'ARTHROSE DANS LES ARTICULATIONS PORTEUSES DE POIDS COMME LES GENOUX ET LES HANCHES, LA GESTION DU POIDS EST ESSENTIELLE. LE SURPOIDS AUGMENTE LA PRESSION SUR CES ARTICULATIONS, AGGRAVANT LA DOULEUR ET ACCÉLÉRANT POTENTIELLEMENT LA PROGRESSION DE LA MALADIE. UNE PERTE DE POIDS PEUT RÉDUIRE SIGNIFICATIVEMENT LA PRESSION SUR LES ARTICULATIONS, SOULAGER LA DOULEUR ET AMÉLIORER LA MOBILITÉ. LA GESTION DU POIDS IMPLIQUE UNE ALIMENTATION ÉQUILIBRÉE ET UNE ACTIVITÉ PHYSIQUE RÉGULIÈRE ADAPTÉE AUX CAPACITÉS ET AUX LIMITES DE L'INDIVIDU. IL EST SOUVENT UTILE DE CONSULTER UN DIÉTÉTICIEN OU UN PROFESSIONNEL DE SANTÉ POUR ÉLABORER UN PLAN DE GESTION DU POIDS EFFICACE ET DURABLE.

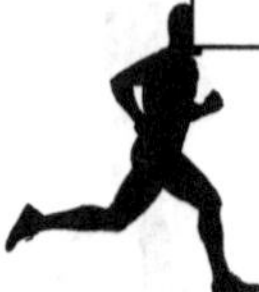
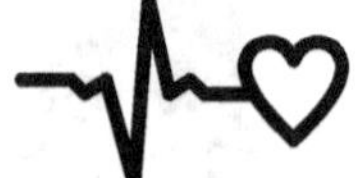
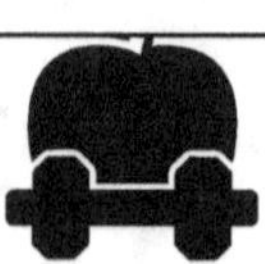
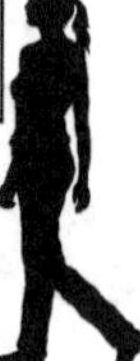

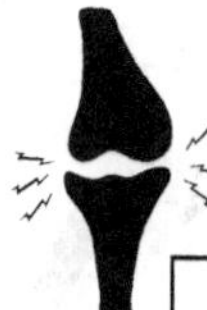
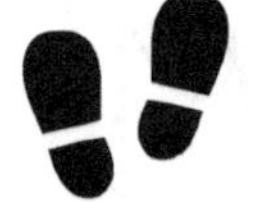

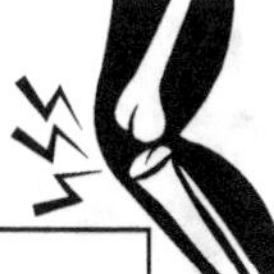

67

ARTHROSCOPIE OPTION

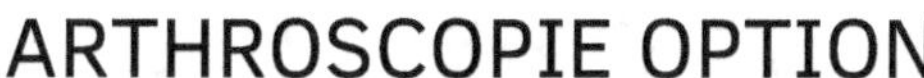

LA CHIRURGIE ARTHROSCOPIQUE, UNE PROCÉDURE PEU INVASIVE, PEUT ÊTRE UTILISÉE DANS CERTAINS CAS DE L'ARTHROSE POUR DIAGNOSTIQUER ET TRAITER LES PROBLÈMES À L'INTÉRIEUR DE L'ARTICULATION. LORS DE L'ARTHROSCOPIE, DE PETITES INCISIONS SONT FAITES AUTOUR DE L'ARTICULATION, ET UN ARTHROSCOPE, UN PETIT TUBE ÉQUIPÉ D'UNE CAMÉRA ET DE LUMIÈRE, EST INSÉRÉ POUR EXAMINER OU RÉPARER LES TISSUS ENDOMMAGÉS. CETTE TECHNIQUE PEUT ÊTRE UTILISÉE POUR ENLEVER LES FRAGMENTS DE CARTILAGE FLOTTANTS, LISSER LES SURFACES RUGUEUSES, OU RÉALISER D'AUTRES PETITES RÉPARATIONS. BIEN QU'ELLE NE PUISSE PAS GUÉRIR L'ARTHROSE, L'ARTHROSCOPIE PEUT SOULAGER CERTAINS SYMPTÔMES ET AMÉLIORER LA FONCTION ARTICULAIRE DANS LES CAS APPROPRIÉS.

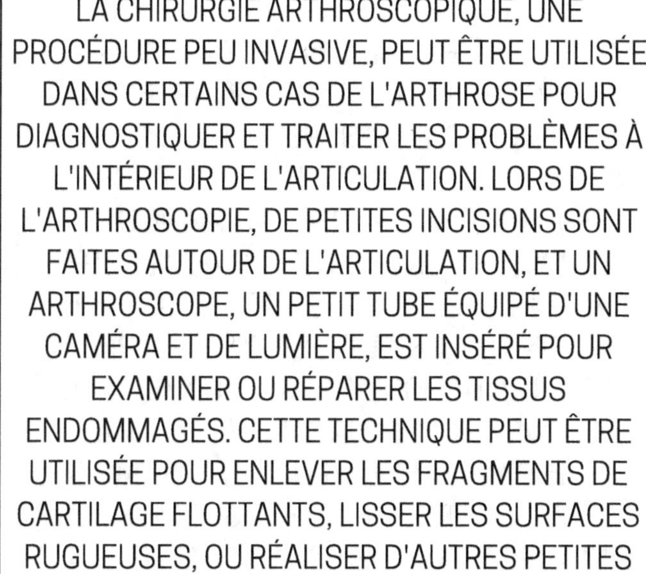
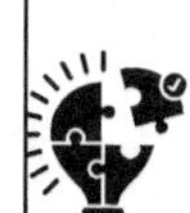
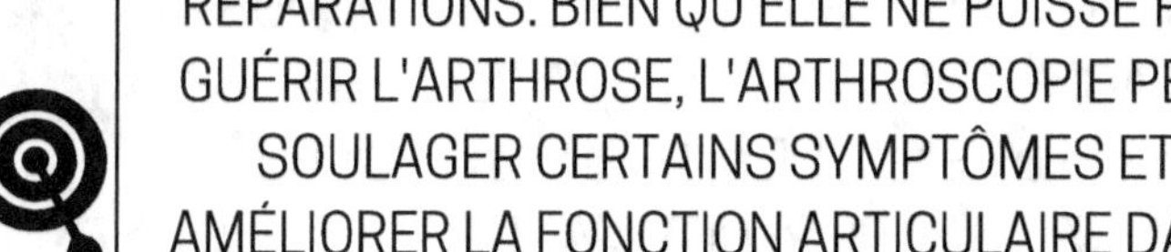
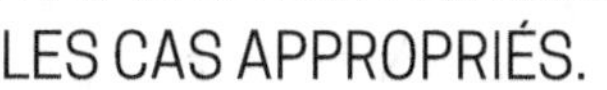
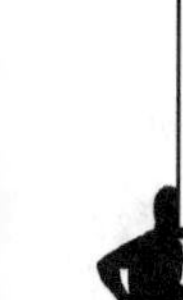
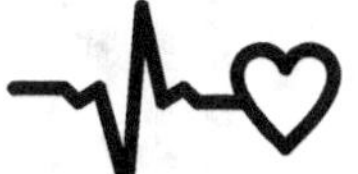
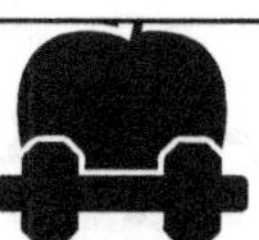
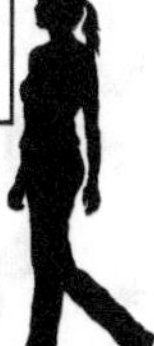

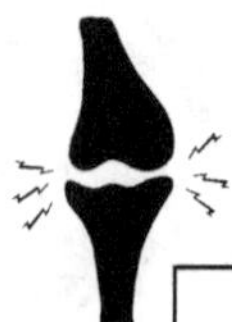
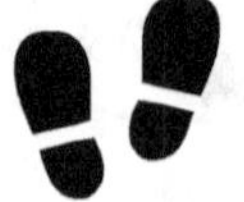

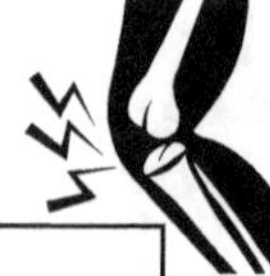
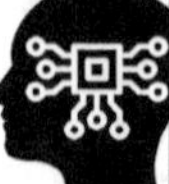

SOLEIL VITAMINE

LA VITAMINE D, ESSENTIELLE POUR LA SANTÉ OSSEUSE, PEUT ÊTRE BÉNÉFIQUE POUR LES PERSONNES ATTEINTES D'ARTHROSE. ELLE AIDE LE CORPS À ABSORBER LE CALCIUM, UN MINÉRAL NÉCESSAIRE À LA SANTÉ DES OS. LA SOURCE PRINCIPALE DE VITAMINE D EST L'EXPOSITION AU SOLEIL, CAR ELLE EST SYNTHÉTISÉE PAR LA PEAU EN RÉPONSE AUX RAYONS UV. UNE EXPOSITION MODÉRÉE AU SOLEIL PEUT DONC AIDER À MAINTENIR DES NIVEAUX ADÉQUATS DE VITAMINE D. CEPENDANT, IL EST IMPORTANT DE TROUVER UN ÉQUILIBRE POUR ÉVITER LES RISQUES LIÉS À UNE EXPOSITION EXCESSIVE AU SOLEIL, TELS QUE LES COUPS DE SOLEIL OU LE RISQUE ACCRU DE CANCER DE LA PEAU. LES SUPPLÉMENTS DE VITAMINE D PEUVENT ÉGALEMENT ÊTRE RECOMMANDÉS, SURTOUT DANS LES RÉGIONS PEU ENSOLEILLÉES OU POUR LES PERSONNES AYANT DES NIVEAUX INSUFFISANTS.

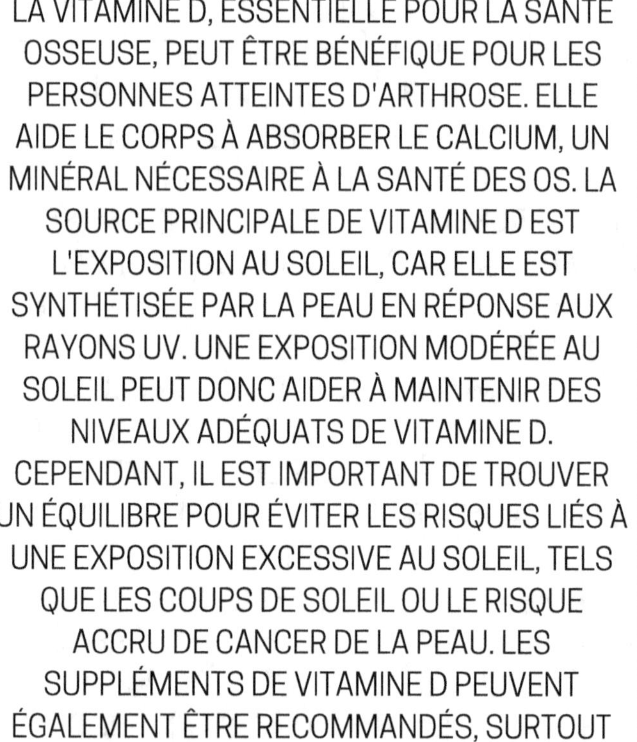
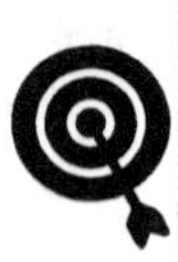
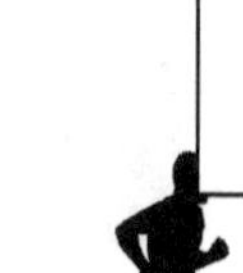
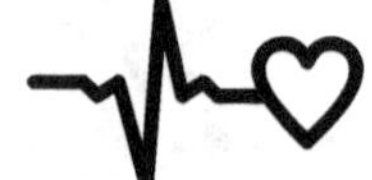
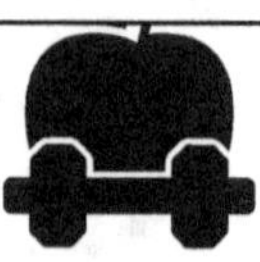

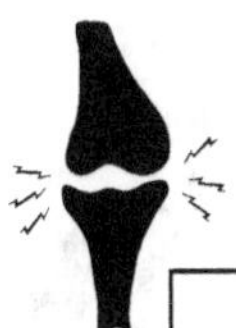
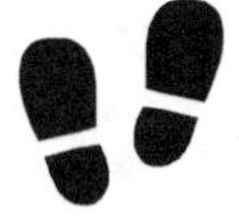

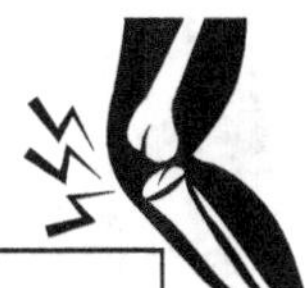
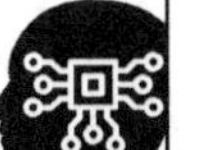

69

TRAVAIL RÉDUIT

L'ARTHROSE PEUT AFFECTER LA CAPACITÉ DE TRAVAIL, PARTICULIÈREMENT POUR CEUX DONT LES EMPLOIS NÉCESSITENT DES MOUVEMENTS PHYSIQUES, DE LA FORCE OU DE LA DEXTÉRITÉ. LA DOULEUR ET LA RAIDEUR ARTICULAIRES PEUVENT LIMITER LA CAPACITÉ À EFFECTUER CERTAINES TÂCHES, RÉDUIRE LA PRODUCTIVITÉ ET AUGMENTER LE BESOIN DE PAUSES OU D'AMÉNAGEMENTS DE TRAVAIL. DANS CERTAINS CAS, L'ARTHROSE PEUT MÊME CONDUIRE À UNE INCAPACITÉ DE TRAVAIL TEMPORAIRE OU PERMANENTE. IL EST IMPORTANT POUR LES EMPLOYEURS ET LES EMPLOYÉS DE COLLABORER POUR TROUVER DES SOLUTIONS ADAPTATIVES, COMME DES MODIFICATIONS ERGONOMIQUES, DES HORAIRES FLEXIBLES OU DES TÂCHES ALTERNATIVES, POUR AIDER À MAINTENIR L'EMPLOI ET LA QUALITÉ DE VIE DES PERSONNES ATTEINTES D'ARTHROSE.

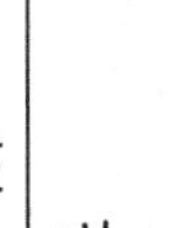
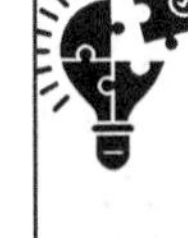

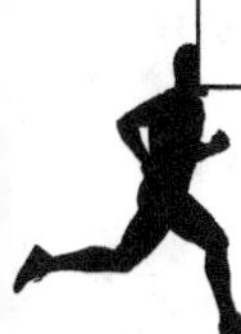
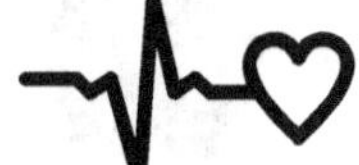
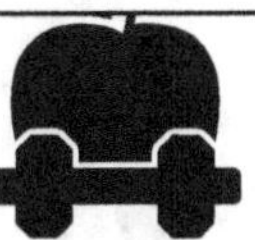
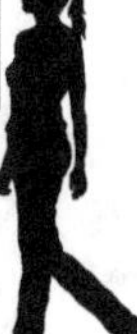

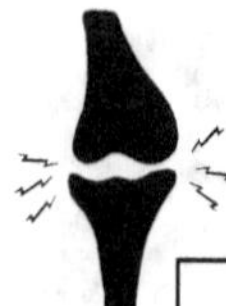
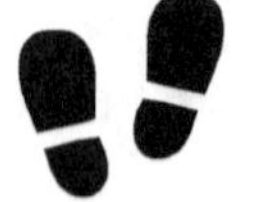

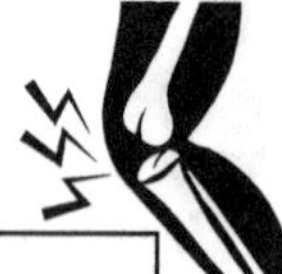
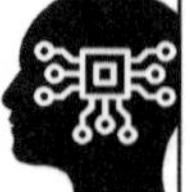

70

AIDES MOBILITÉ

LES APPAREILS D'AIDE À LA MOBILITÉ, TELS QUE LES CANNES, LES MARCHETTES OU LES BÉQUILLES, PEUVENT ÊTRE EXTRÊMEMENT UTILES POUR LES PERSONNES SOUFFRANT D'ARTHROSE. CES AIDES OFFRENT UN SOUTIEN SUPPLÉMENTAIRE, RÉDUISENT LA PRESSION SUR LES ARTICULATIONS DOULOUREUSES ET AIDENT À MAINTENIR L'ÉQUILIBRE, AMÉLIORANT AINSI LA MOBILITÉ ET LA SÉCURITÉ. L'UTILISATION D'UNE CANNE, PAR EXEMPLE, PEUT SOULAGER LA DOULEUR DANS UNE HANCHE OU UN GENOU ARTHRITIQUE EN RÉPARTISSANT LE POIDS DU CORPS DE MANIÈRE PLUS ÉQUILIBRÉE. IL EST IMPORTANT DE CHOISIR LE BON APPAREIL EN FONCTION DES BESOINS INDIVIDUELS ET DE S'ASSURER QU'IL EST CORRECTEMENT AJUSTÉ POUR UNE UTILISATION EFFICACE ET CONFORTABLE.

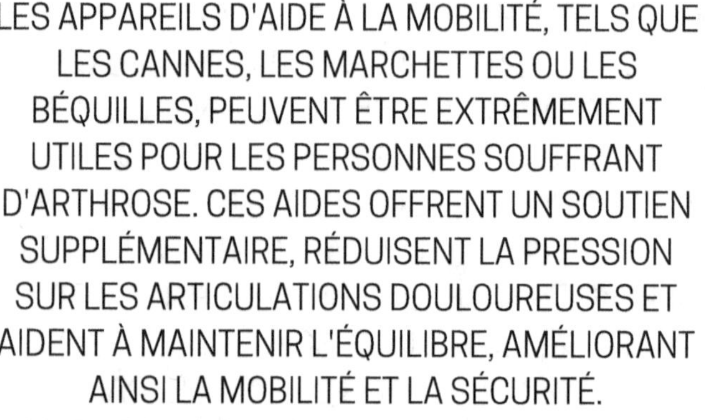

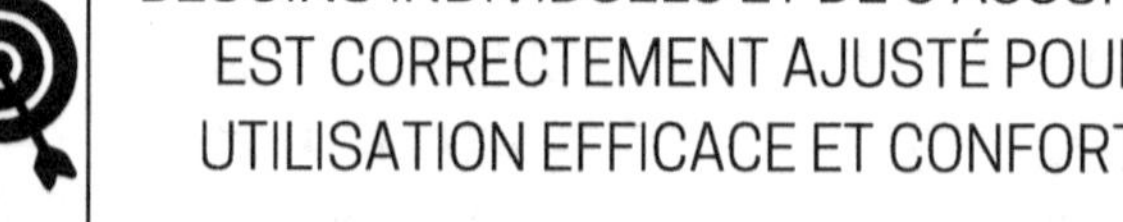
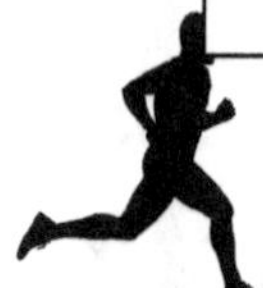
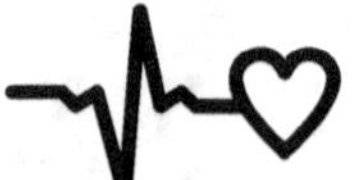
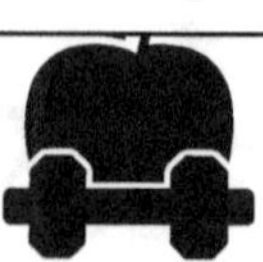
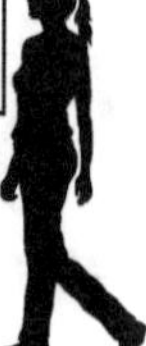

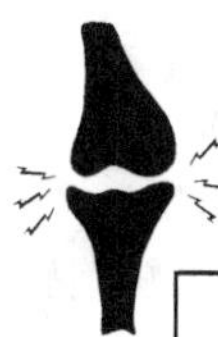
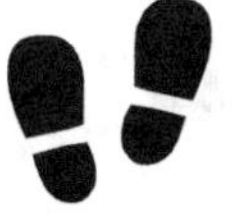

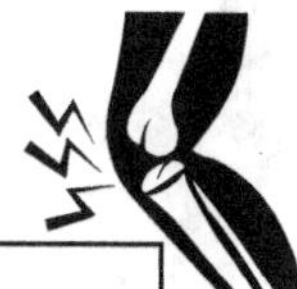

71

PLEINE CONSCIENCE

LA MÉDITATION DE PLEINE CONSCIENCE EST UNE PRATIQUE QUI IMPLIQUE DE SE CONCENTRER SUR LE MOMENT PRÉSENT ET D'ACCUEILLIR LES PENSÉES ET LES SENSATIONS SANS JUGEMENT. CETTE TECHNIQUE A ÉTÉ TROUVÉE BÉNÉFIQUE DANS LA GESTION DE LA DOULEUR CHRONIQUE, Y COMPRIS CELLE ASSOCIÉE À L'ARTHROSE. EN AIDANT À DÉTENDRE LE CORPS ET L'ESPRIT, LA MÉDITATION DE PLEINE CONSCIENCE PEUT RÉDUIRE LE STRESS ET L'ANXIÉTÉ, AMÉLIORER L'HUMEUR ET MODIFIER LA PERCEPTION DE LA DOULEUR. ELLE PEUT ÉGALEMENT AIDER À DÉVELOPPER UNE MEILLEURE CONSCIENCE ET ACCEPTATION DE L'ÉTAT PHYSIQUE, CE QUI PEUT ÊTRE UN OUTIL PUISSANT DANS LA GESTION GLOBALE DE L'ARTHROSE.

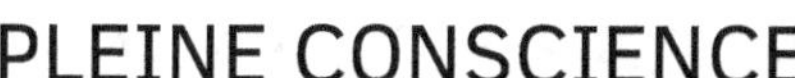
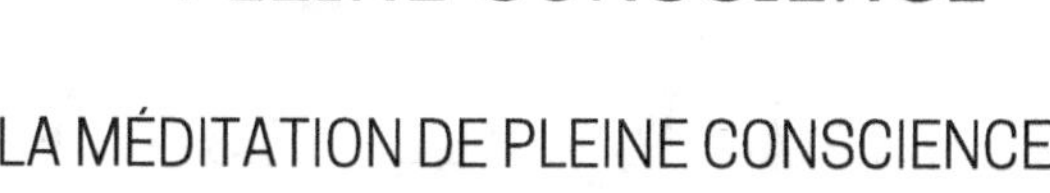

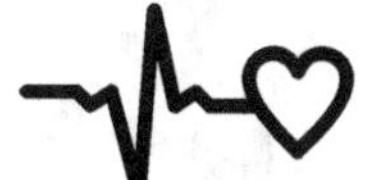
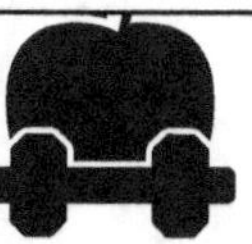
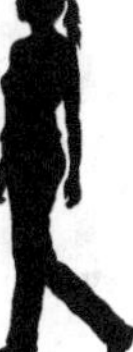
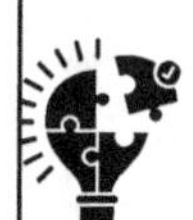

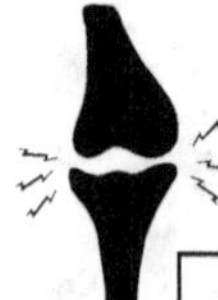
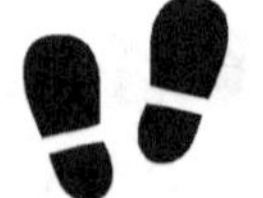

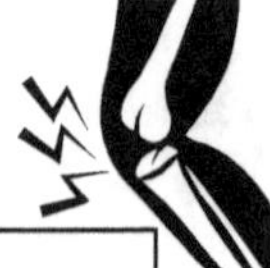
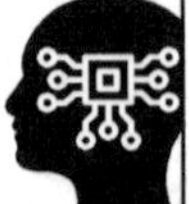

72

FLEXIBILITÉ TAI-CHI

LE TAI-CHI, UN ART MARTIAL CHINOIS ANCIEN, EST RECONNU POUR SES BIENFAITS SUR LA SOUPLESSE ET LA SANTÉ ARTICULAIRES. CETTE PRATIQUE DOUCE ET À FAIBLE IMPACT COMBINE DES MOUVEMENTS LENTS ET FLUIDES AVEC LA RESPIRATION PROFONDE ET LA CONCENTRATION MENTALE. LE TAI-CHI AIDE À AMÉLIORER LA FLEXIBILITÉ, LA FORCE MUSCULAIRE, L'ÉQUILIBRE ET L'AMPLITUDE DE MOUVEMENT, CE QUI EST PARTICULIÈREMENT BÉNÉFIQUE POUR LES PERSONNES SOUFFRANT D'ARTHROSE. EN FAVORISANT LA RELAXATION ET EN RÉDUISANT LA TENSION DANS LE CORPS, LE TAI-CHI PEUT ÉGALEMENT AIDER À SOULAGER LA DOULEUR ET LA RAIDEUR ASSOCIÉES À L'ARTHROSE.

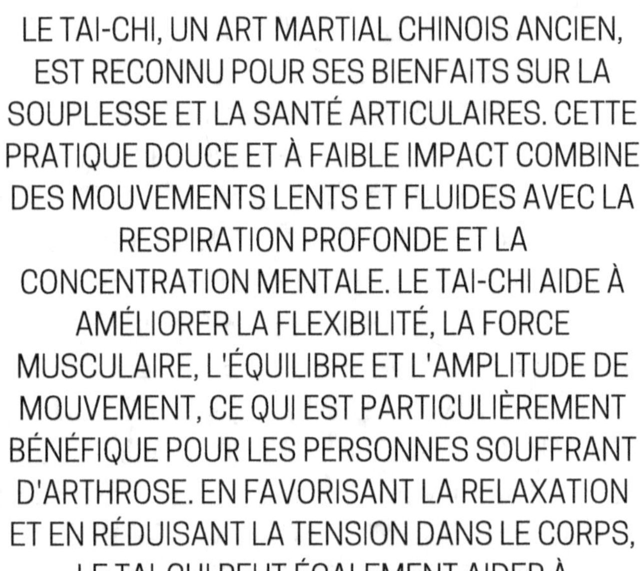
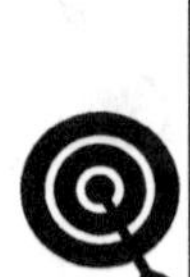

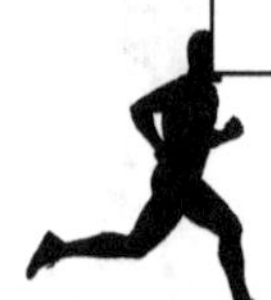
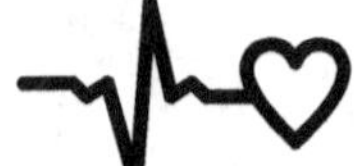
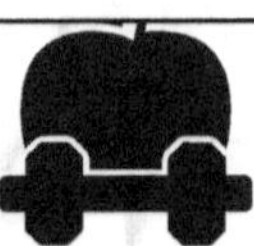
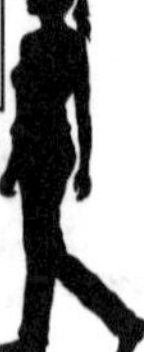

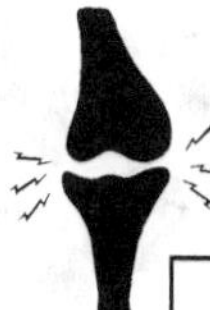
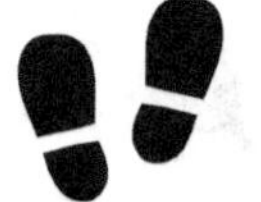
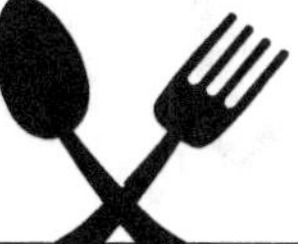
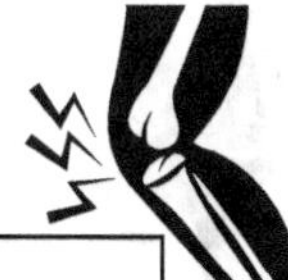

OMÉGA-3 PRISÉ

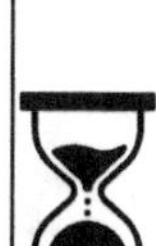

LES SUPPLÉMENTS D'HUILE DE POISSON, RICHES EN ACIDES GRAS OMÉGA-3, SONT RÉPUTÉS POUR LEURS PROPRIÉTÉS ANTI-INFLAMMATOIRES. CES ACIDES GRAS, EN PARTICULIER L'EPA ET LE DHA, PEUVENT AIDER À RÉDUIRE L'INFLAMMATION DANS TOUT LE CORPS, Y COMPRIS DANS LES ARTICULATIONS TOUCHÉES PAR L'ARTHROSE. LA CONSOMMATION RÉGULIÈRE D'HUILE DE POISSON OU DE SOURCES ALIMENTAIRES D'OMÉGA-3, COMME LES POISSONS GRAS, PEUT RÉDUIRE LA DOULEUR ET AMÉLIORER LA FONCTION ARTICULAIRE CHEZ CERTAINES PERSONNES. CEPENDANT, IL EST IMPORTANT DE CONSULTER UN PROFESSIONNEL DE SANTÉ AVANT DE COMMENCER UN SUPPLÉMENT, SURTOUT SI VOUS PRENEZ DÉJÀ D'AUTRES MÉDICAMENTS.

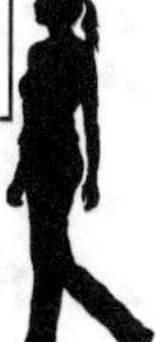
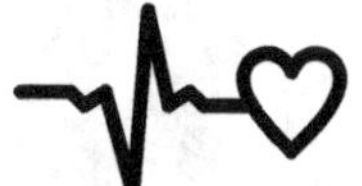
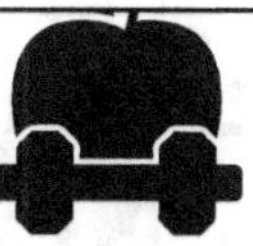
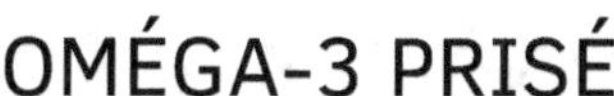
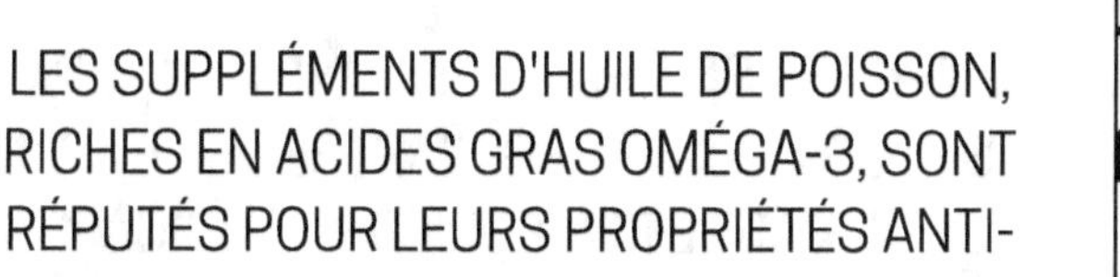

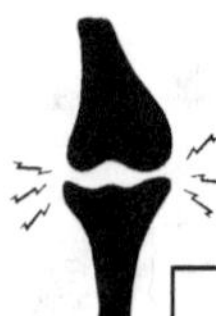
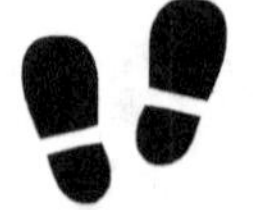

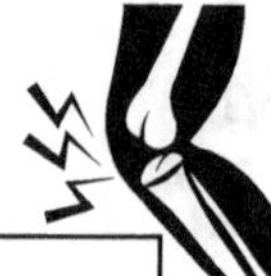
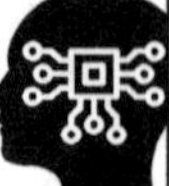

74

HANDICAP GENOU

L'ARTHROSE DU GENOU EST UNE DES FORMES LES PLUS COURANTES D'ARTHROSE ET PEUT ÊTRE UNE CAUSE MAJEURE DE HANDICAP. ELLE SE CARACTÉRISE PAR LA DÉGRADATION DU CARTILAGE DANS LE GENOU, CE QUI ENTRAÎNE DOULEUR, RAIDEUR, ET SOUVENT UNE DIMINUTION DE LA MOBILITÉ. CETTE CONDITION PEUT AFFECTER CONSIDÉRABLEMENT LA QUALITÉ DE VIE, LIMITANT LA CAPACITÉ À MARCHER, MONTER DES ESCALIERS, OU EFFECTUER D'AUTRES ACTIVITÉS QUOTIDIENNES. LA GESTION DE L'ARTHROSE DU GENOU PEUT INCLURE DES CHANGEMENTS DE MODE DE VIE, DES MÉDICAMENTS, DES THÉRAPIES PHYSIQUES, ET DANS CERTAINS CAS, UNE INTERVENTION CHIRURGICALE.

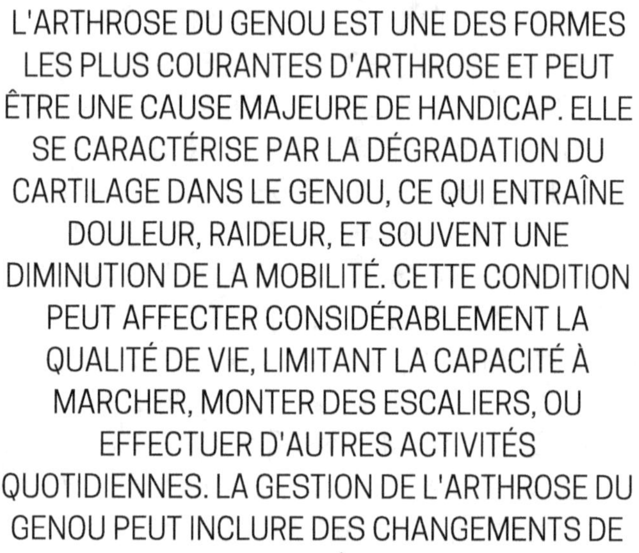

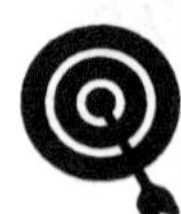

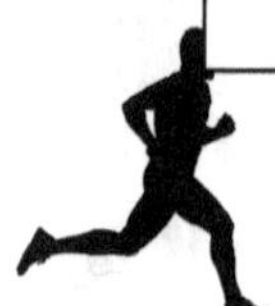
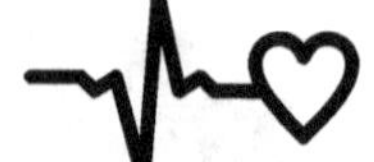
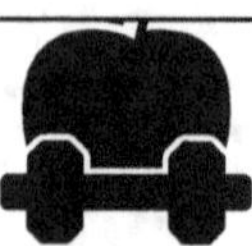
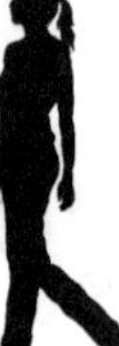

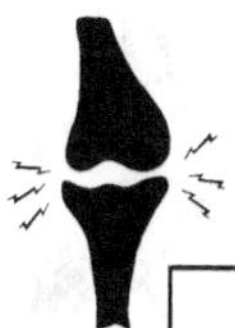
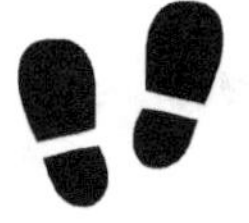

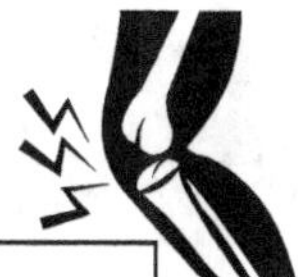

ÉQUILIBRE EXERCICE

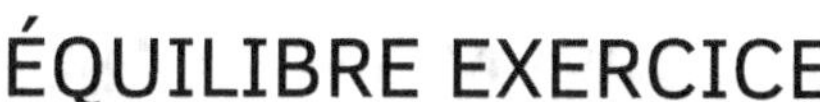

LES EXERCICES D'ÉQUILIBRE SONT PARTICULIÈREMENT IMPORTANTS POUR LES PERSONNES ATTEINTES D'ARTHROSE, CAR ILS AIDENT À PRÉVENIR LES CHUTES, UN RISQUE ACCRU PAR LA DOULEUR ET LA RAIDEUR ARTICULAIRES. CES EXERCICES RENFORCENT LES MUSCLES QUI SOUTIENNENT LES ARTICULATIONS, AMÉLIORENT LA COORDINATION ET L'ÉQUILIBRE, RÉDUISANT AINSI LE RISQUE DE CHUTE. DES ACTIVITÉS COMME LE YOGA, LE TAI-CHI, OU MÊME DES EXERCICES D'ÉQUILIBRE SIMPLES PEUVENT ÊTRE INTÉGRÉES DANS LA ROUTINE QUOTIDIENNE. POUR LES PERSONNES À RISQUE ÉLEVÉ DE CHUTE, TRAVAILLER AVEC UN PHYSIOTHÉRAPE

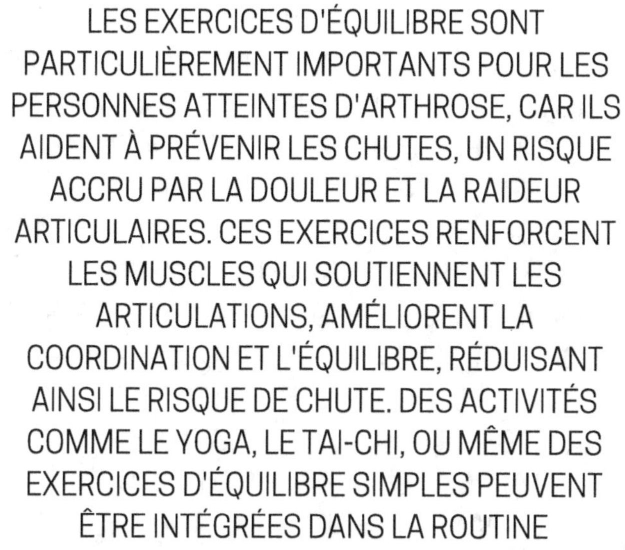
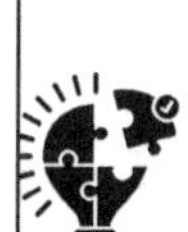

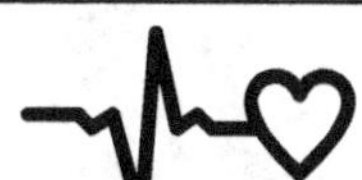
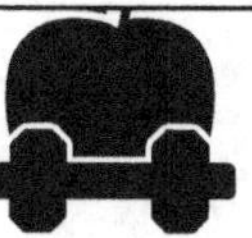
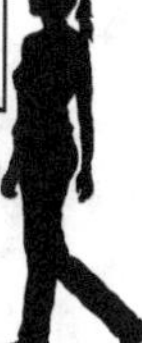

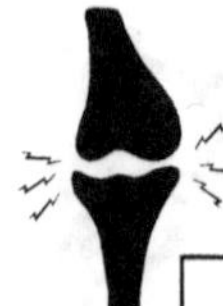
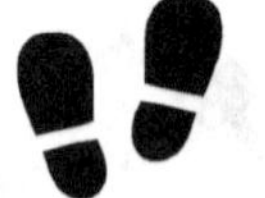

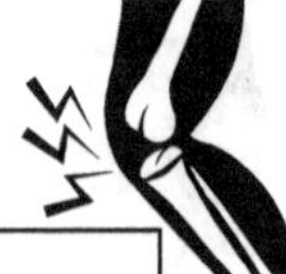
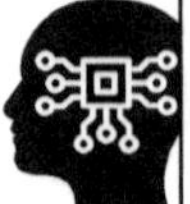

76

ENVELOPPEMENTS CHAUDS

L'APPLICATION DE CHALEUR SOUS FORME D'ENVELOPPEMENTS CHAUDS PEUT ÊTRE TRÈS BÉNÉFIQUE POUR SOULAGER LA DOULEUR ARTICULAIRE LIÉE À L'ARTHROSE. LA CHALEUR DÉTEND LES MUSCLES, AMÉLIORE LA CIRCULATION SANGUINE ET PEUT AUGMENTER L'ÉLASTICITÉ DU TISSU CONJONCTIF, CE QUI AIDE À RÉDUIRE LA RAIDEUR ET À SOULAGER LA DOULEUR. LES ENVELOPPEMENTS CHAUDS PEUVENT ÊTRE PARTICULIÈREMENT UTILES POUR LES ARTICULATIONS RIGIDES LE MATIN OU APRÈS DES PÉRIODES D'INACTIVITÉ. CEPENDANT, IL EST IMPORTANT DE NE PAS APPLIQUER DE CHALEUR EXCESSIVE ET DE NE PAS L'UTILISER SUR DES ARTICULATIONS ENFLAMMÉES OU ENFLÉES.

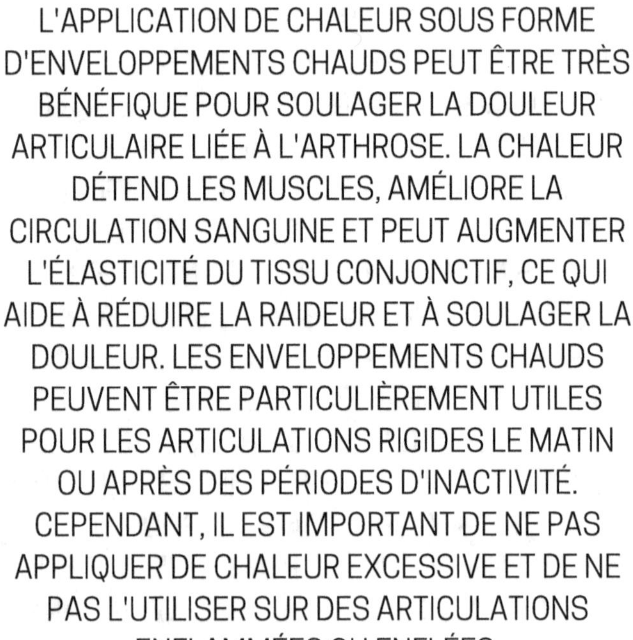

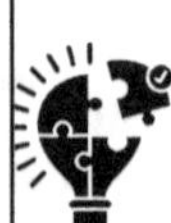
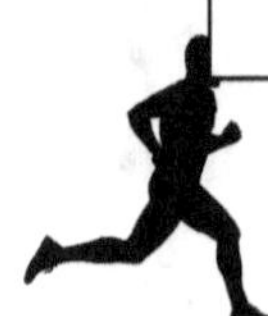
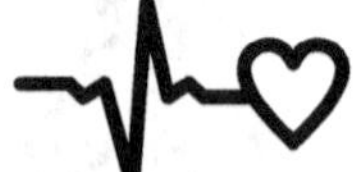
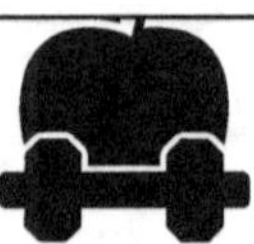
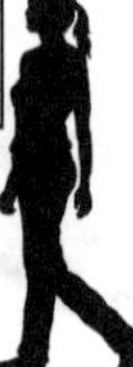

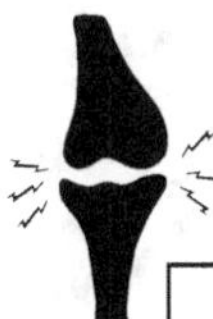
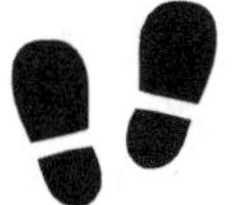

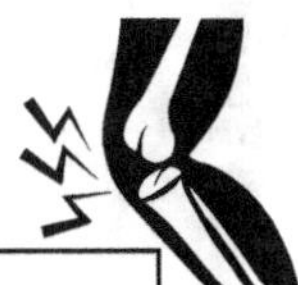
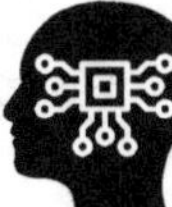
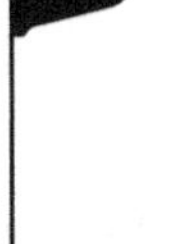

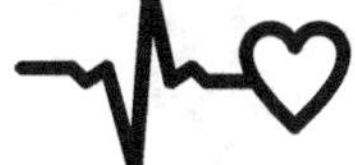
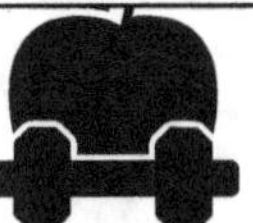
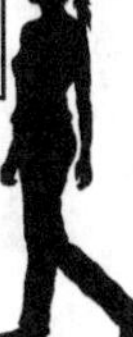

SOMMEIL STRATÉGIE

L'ARTHROSE PEUT PERTURBER LE SOMMEIL EN RAISON DE LA DOULEUR ET DE L'INCONFORT NOCTURNES. CETTE PERTURBATION PEUT ENTRAÎNER DE LA FATIGUE PENDANT LA JOURNÉE, AFFECTANT LA QUALITÉ DE VIE. DES STRATÉGIES DE GESTION DU SOMMEIL, TELLES QUE L'ÉTABLISSEMENT D'UNE ROUTINE RÉGULIÈRE DE COUCHER, LA CRÉATION D'UN ENVIRONNEMENT DE SOMMEIL CONFORTABLE, ET L'UTILISATION DE TECHNIQUES DE RELAXATION, PEUVENT AIDER. PARFOIS, DES MÉDICAMENTS POUR LA DOULEUR ADAPTÉS AU COUCHER SONT NÉCESSAIRES. IL EST ÉGALEMENT IMPORTANT DE DISCUTER AVEC UN PROFESSIONNEL DE LA SANTÉ DES PROBLÈMES DE SOMMEIL PERSISTANTS.

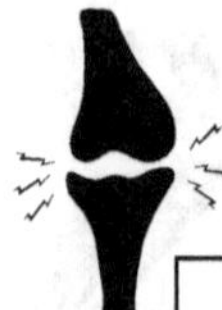
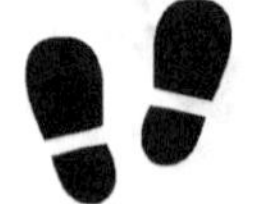

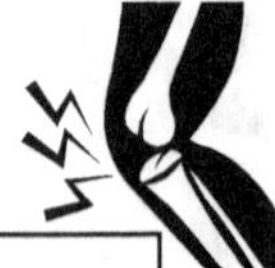
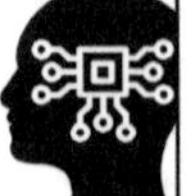
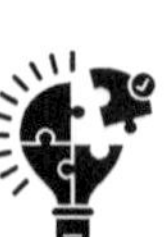

THÉ VERT POTENTIEL

LE THÉ VERT EST RICHE EN ANTIOXYDANTS ET EST ÉTUDIÉ POUR SES EFFETS ANTI-INFLAMMATOIRES POTENTIELS, CE QUI POURRAIT ÊTRE BÉNÉFIQUE POUR LES PERSONNES SOUFFRANT D'ARTHROSE. LES COMPOSÉS DU THÉ VERT, COMME LES CATÉCHINES, ONT MONTRÉ DANS CERTAINES ÉTUDES LEUR CAPACITÉ À RÉDUIRE L'INFLAMMATION ET À RALENTIR LA DÉGRADATION DU CARTILAGE. BIEN QUE DAVANTAGE DE RECHERCHES SOIENT NÉCESSAIRES POUR CONFIRMER CES EFFETS DANS LE CONTEXTE DE L'ARTHROSE, INCLURE LE THÉ VERT DANS UNE ALIMENTATION ÉQUILIBRÉE PEUT CONTRIBUER À UNE APPROCHE GLOBALE DE LA GESTION DE LA SANTÉ ARTICULAIRE.

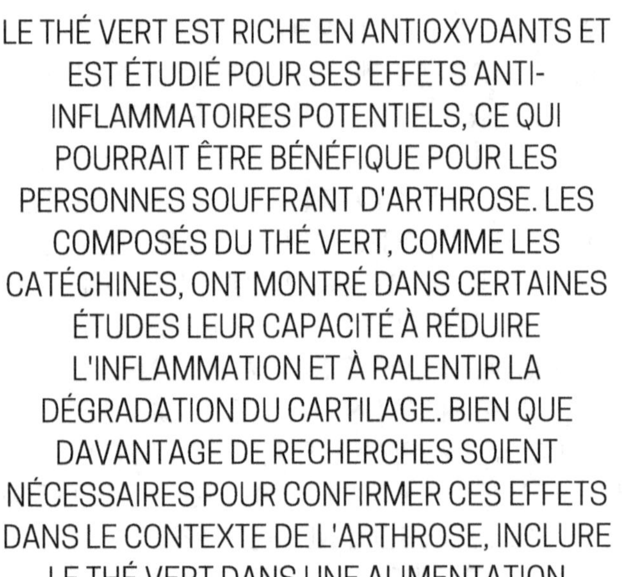
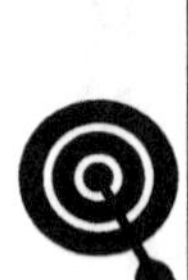

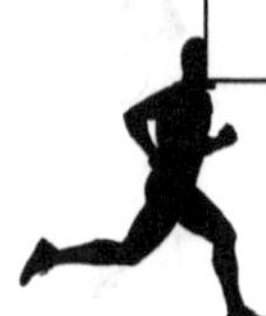
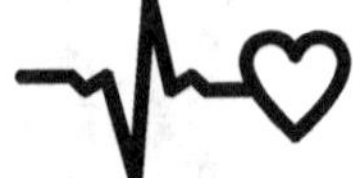
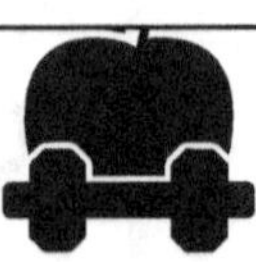

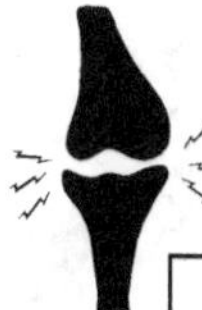
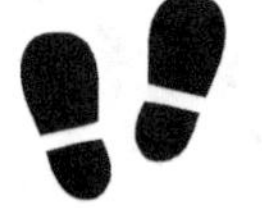

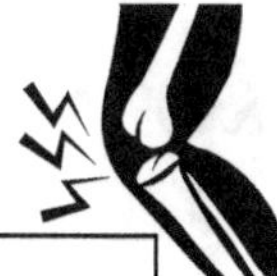
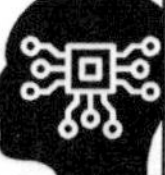

79

CONFORT SEC

L'UTILISATION DE CHALEUR SÈCHE, TELLE QUE CELLE FOURNIE PAR LES COUSSINS CHAUFFANTS, EST UNE MÉTHODE COURAMMENT UTILISÉE POUR SOULAGER LA DOULEUR LIÉE À L'ARTHROSE. LA CHALEUR SÈCHE OFFRE UN CONFORT IMMÉDIAT, DÉTEND LES MUSCLES ET AMÉLIORE LA CIRCULATION SANGUINE DANS LA ZONE AFFECTÉE, CE QUI PEUT AIDER À RÉDUIRE LA RAIDEUR ARTICULAIRE ET À APAISER LA DOULEUR. LES COUSSINS CHAUFFANTS SONT PARTICULIÈREMENT PRATIQUES CAR ILS PEUVENT ÊTRE POSITIONNÉS PRÉCISÉMENT SUR LES ARTICULATIONS DOULOUREUSES. TOUTEFOIS, IL EST IMPORTANT DE LES UTILISER AVEC PRÉCAUTION POUR ÉVITER LES BRÛLURES, EN LES APPLIQUANT PENDANT DES DURÉES LIMITÉES ET À DES TEMPÉRATURES SUPPORTABLES.

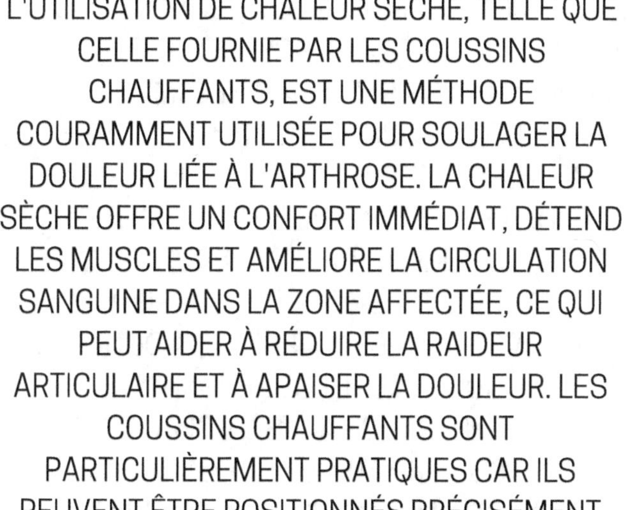
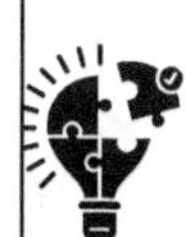

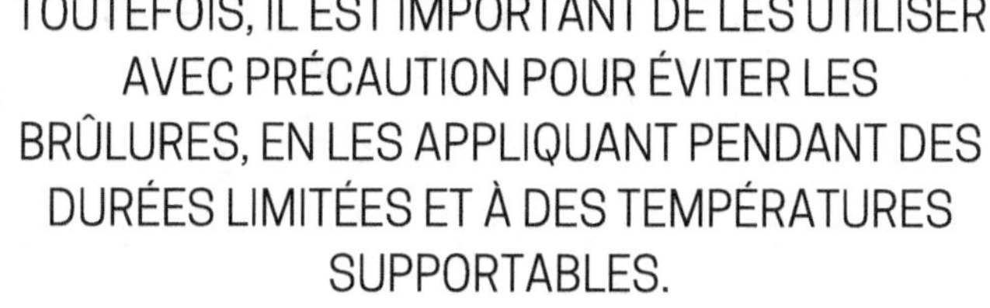

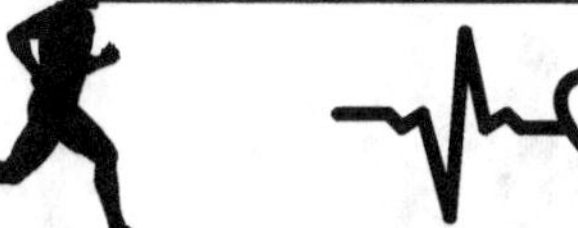
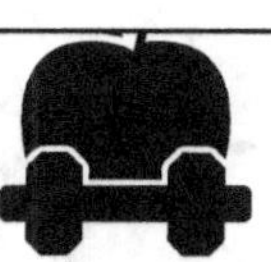
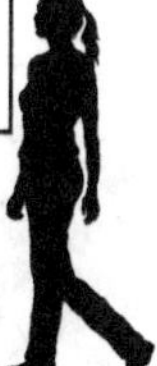

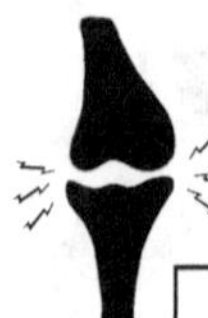
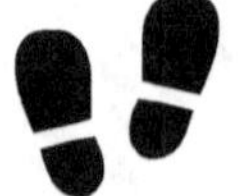

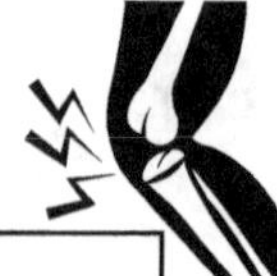
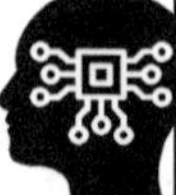

80

FROID ANTI-INFLAMMATOIRE

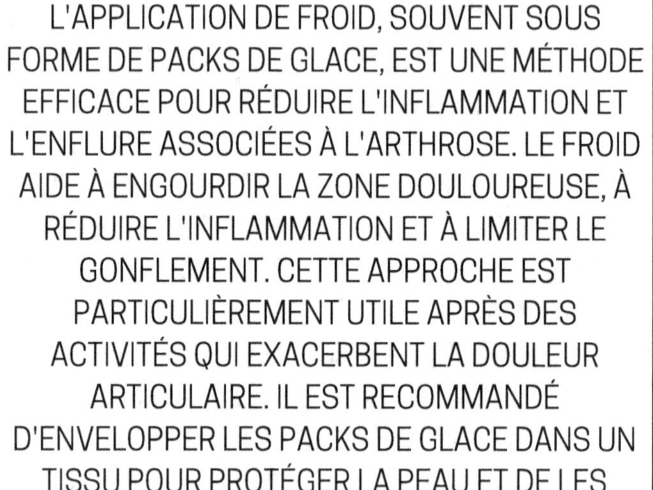

L'APPLICATION DE FROID, SOUVENT SOUS FORME DE PACKS DE GLACE, EST UNE MÉTHODE EFFICACE POUR RÉDUIRE L'INFLAMMATION ET L'ENFLURE ASSOCIÉES À L'ARTHROSE. LE FROID AIDE À ENGOURDIR LA ZONE DOULOUREUSE, À RÉDUIRE L'INFLAMMATION ET À LIMITER LE GONFLEMENT. CETTE APPROCHE EST PARTICULIÈREMENT UTILE APRÈS DES ACTIVITÉS QUI EXACERBENT LA DOULEUR ARTICULAIRE. IL EST RECOMMANDÉ D'ENVELOPPER LES PACKS DE GLACE DANS UN TISSU POUR PROTÉGER LA PEAU ET DE LES APPLIQUER PENDANT ENVIRON 15-20 MINUTES. COMME POUR LA CHALEUR, LE FROID DOIT ÊTRE UTILISÉ AVEC PRUDENCE POUR ÉVITER LES LÉSIONS CUTANÉES.

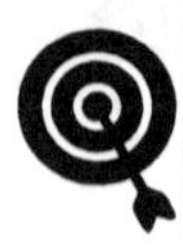
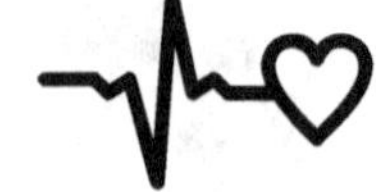
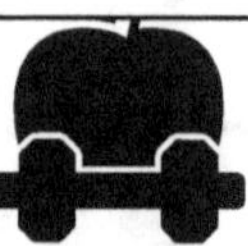

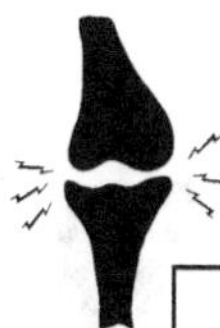
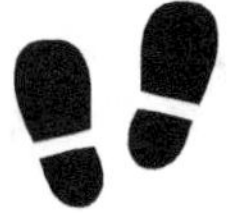

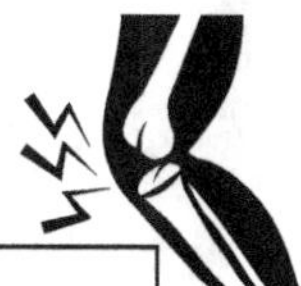

81

SOCIAL IMPORTANCE

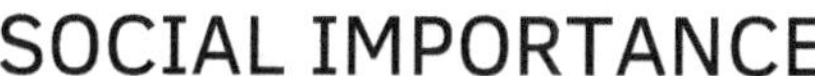
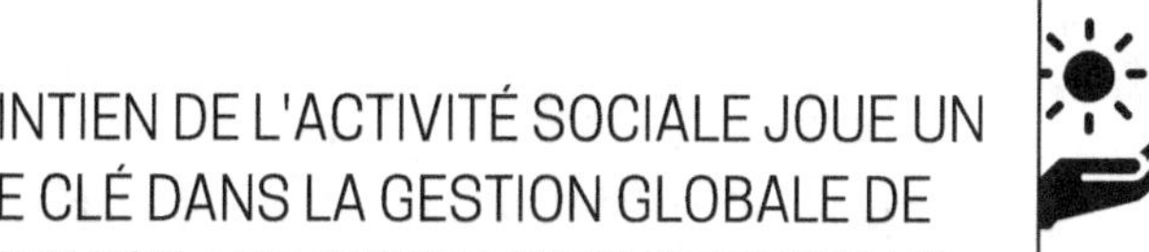

LE MAINTIEN DE L'ACTIVITÉ SOCIALE JOUE UN RÔLE CLÉ DANS LA GESTION GLOBALE DE L'ARTHROSE. LES INTERACTIONS SOCIALES PEUVENT NON SEULEMENT OFFRIR UN SOUTIEN ÉMOTIONNEL, MAIS AUSSI ENCOURAGER L'ACTIVITÉ PHYSIQUE ET COGNITIF, QUI SONT CRUCIALES POUR LES PERSONNES ATTEINTES D'ARTHROSE. L'ENGAGEMENT DANS DES ACTIVITÉS SOCIALES ET DES LOISIRS PEUT AIDER À RÉDUIRE LES SENTIMENTS D'ISOLEMENT ET DE DÉPRESSION QUI PEUVENT ACCOMPAGNER UNE MALADIE CHRONIQUE. PARTICIPER À DES GROUPES DE SOUTIEN, DES ACTIVITÉS COMMUNAUTAIRES OU SIMPLEMENT MAINTENIR DES LIENS RÉGULIERS AVEC LA FAMILLE ET LES AMIS PEUT AVOIR UN IMPACT POSITIF SUR LE MORAL ET LA QUALITÉ DE VIE.

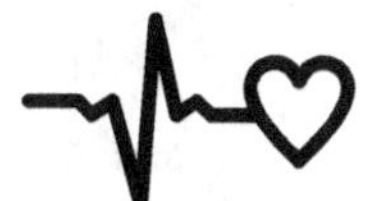
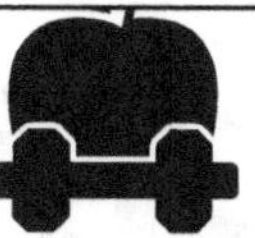
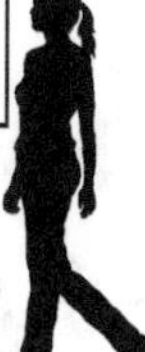

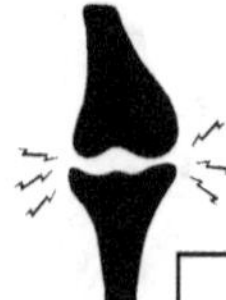
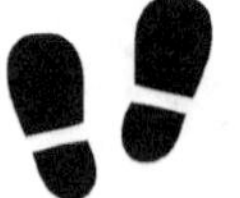

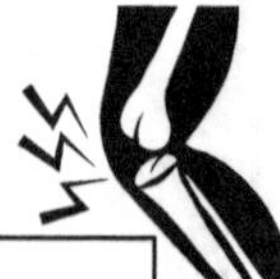
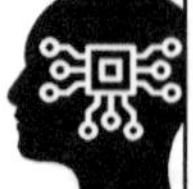

PRP INNOVANT

LES INJECTIONS DE PLASMA RICHE EN PLAQUETTES (PRP) SONT UNE FORME DE THÉRAPIE RÉGÉNÉRATIVE QUI GAGNE EN POPULARITÉ DANS LE TRAITEMENT DE L'ARTHROSE. CETTE TECHNIQUE IMPLIQUE LA COLLECTE DU SANG DU PATIENT, LE TRAITEMENT POUR CONCENTRER LES PLAQUETTES, PUIS LA RÉINJECTION DE CE PLASMA ENRICHI DANS L'ARTICULATION AFFECTÉE. LES PLAQUETTES SONT RÉPUTÉES POUR LEURS PROPRIÉTÉS DE GUÉRISON ET LEUR CAPACITÉ À STIMULER LA RÉPARATION DES TISSUS. BIEN QUE LES PREUVES DE L'EFFICACITÉ DU PRP DANS LE TRAITEMENT DE L'ARTHROSE SOIENT ENCORE EN COURS D'ÉVALUATION, DES ÉTUDES PRÉLIMINAIRES INDIQUENT QU'IL POURRAIT AIDER À RÉDUIRE LA DOULEUR ET À AMÉLIORER LA FONCTION ARTICULAIRE.

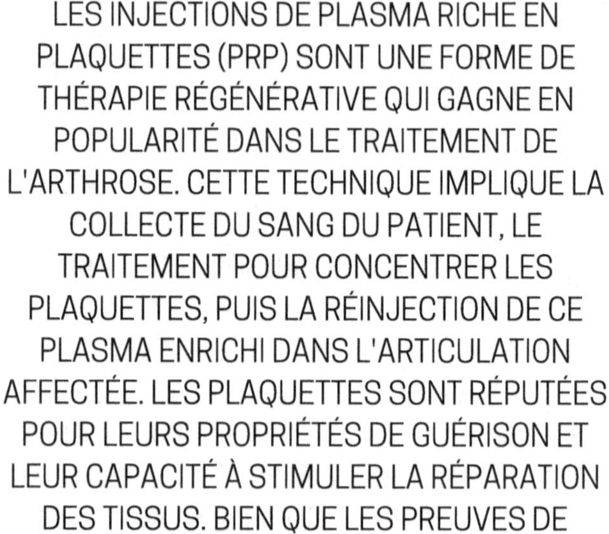
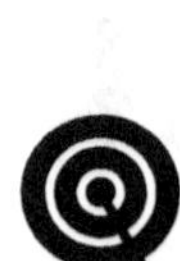

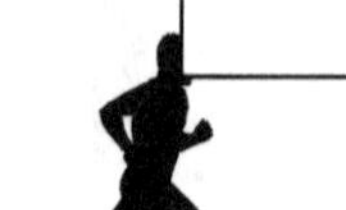
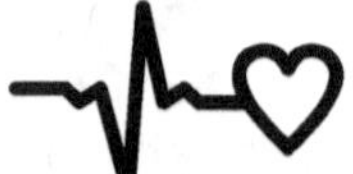
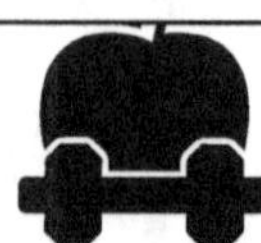
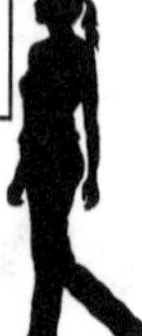

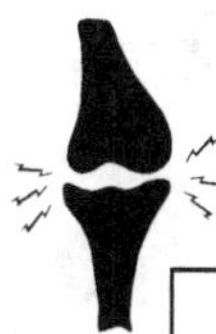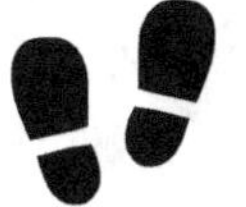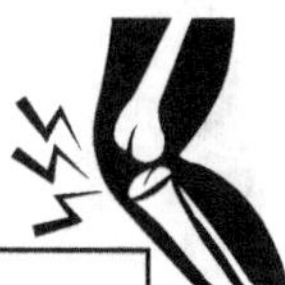

83

YOGA FLEXIBILITÉ

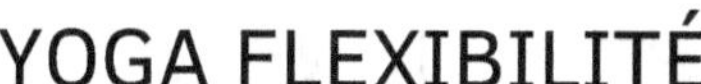

LE YOGA EST UNE PRATIQUE BÉNÉFIQUE POUR LES PERSONNES SOUFFRANT D'ARTHROSE, CAR IL AIDE À AMÉLIORER LA FORCE, LA FLEXIBILITÉ ET L'ÉQUILIBRE. LES DIFFÉRENTES POSTURES DE YOGA PEUVENT ÊTRE ADAPTÉES POUR TENIR COMPTE DES LIMITATIONS INDIVIDUELLES ET DES NIVEAUX DE DOULEUR. EN RENFORÇANT LES MUSCLES AUTOUR DES ARTICULATIONS, EN AUGMENTANT L'AMPLITUDE DE MOUVEMENT ET EN AMÉLIORANT L'ÉQUILIBRE, LE YOGA PEUT AIDER À RÉDUIRE LA PRESSION SUR LES ARTICULATIONS ET À SOULAGER LES SYMPTÔMES DE L'ARTHROSE. DE PLUS, LES ASPECTS DE RELAXATION ET DE GESTION DU STRESS DU YOGA PEUVENT ÊTRE PARTICULIÈREMENT UTILES POUR GÉRER LA DOULEUR CHRONIQUE ET AMÉLIORER LA QUALITÉ DE VIE.

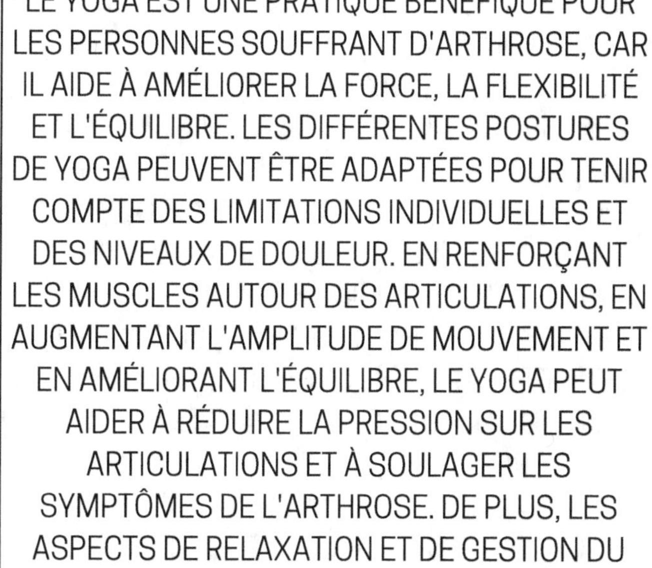

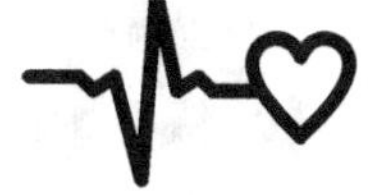
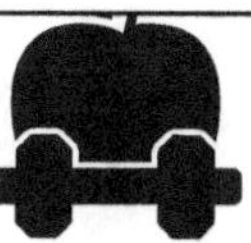

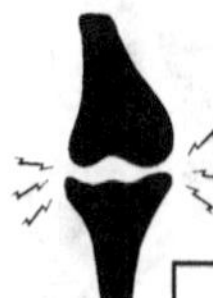
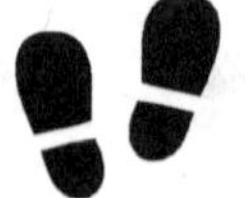

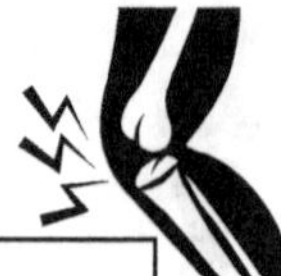
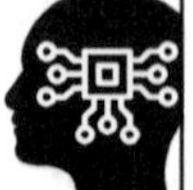

84

NATATION DOUCE

LA NATATION EST UN EXERCICE IDÉAL POUR LES PERSONNES SOUFFRANT DE DOULEURS ARTICULAIRES DUES À L'ARTHROSE. EN TANT QU'ACTIVITÉ À FAIBLE IMPACT, ELLE MET PEU DE PRESSION SUR LES ARTICULATIONS TOUT EN OFFRANT UNE RÉSISTANCE DOUCE QUI PEUT AIDER À RENFORCER LES MUSCLES. L'EAU SOUTIENT LE CORPS, RÉDUISANT AINSI LE POIDS PORTÉ PAR LES ARTICULATIONS ET PERMETTANT UN MOUVEMENT PLUS LIBRE ET MOINS DOULOUREUX. LA NATATION ET LES EXERCICES AQUATIQUES AMÉLIORENT ÉGALEMENT LA CONDITION CARDIOVASCULAIRE, LA FLEXIBILITÉ ET L'ENDURANCE, TOUT EN ÉTANT UNE FORME D'EXERCICE AGRÉABLE ET RAFRAÎCHISSANTE.

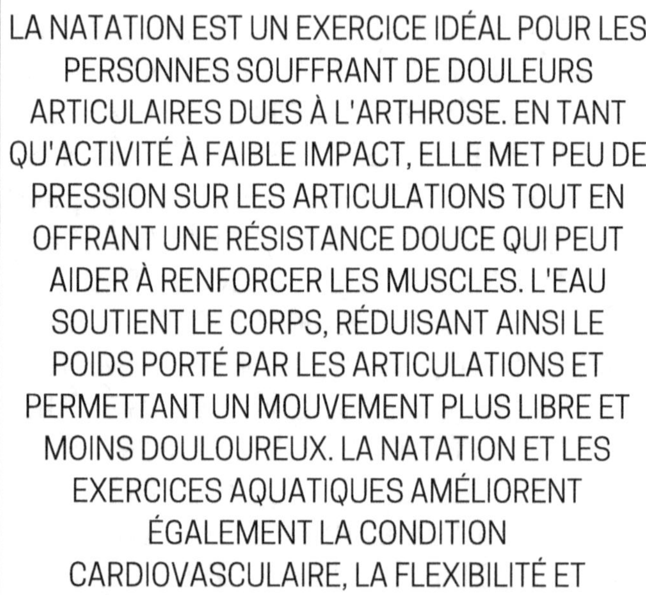

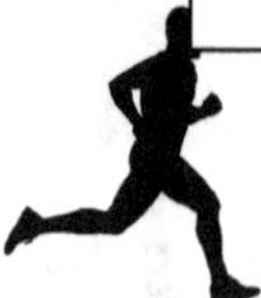
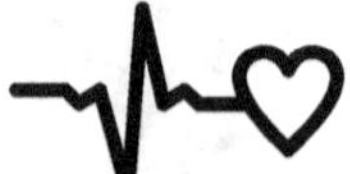
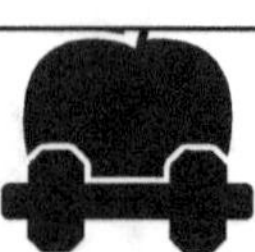
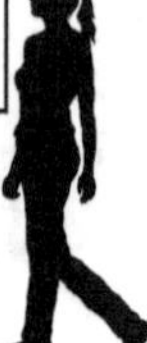

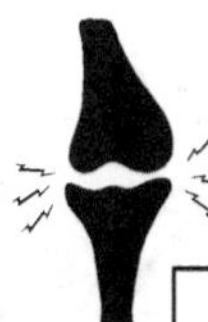
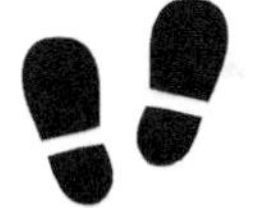

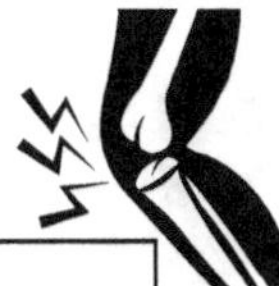
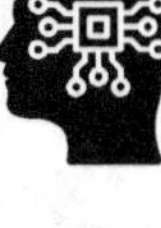

85

LOISIRS LIMITÉS

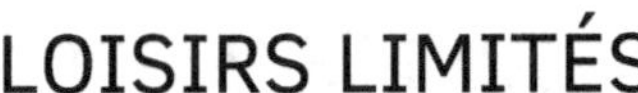

L'ARTHROSE, AVEC SES SYMPTÔMES DE DOULEUR ET DE RAIDEUR, PEUT RESTREINDRE LA CAPACITÉ D'UNE PERSONNE À PARTICIPER À SES ACTIVITÉS DE LOISIRS PRÉFÉRÉES. LES ACTIVITÉS QUI IMPLIQUAIENT AUTREFOIS DES MOUVEMENTS FLUIDES ET SANS DOULEUR PEUVENT DEVENIR DIFFICILES OU DOULOUREUSES. IL EST IMPORTANT POUR LES PERSONNES ATTEINTES D'ARTHROSE D'EXPLORER DE NOUVELLES ACTIVITÉS DE LOISIRS ADAPTÉES À LEURS CAPACITÉS ACTUELLES OU DE MODIFIER LEURS LOISIRS EXISTANTS POUR RÉDUIRE LA PRESSION SUR LES ARTICULATIONS. CELA PEUT AIDER À MAINTENIR UN MODE DE VIE ACTIF ET À GÉRER LES ASPECTS PSYCHOLOGIQUES DE VIVRE AVEC UNE MALADIE CHRONIQUE.

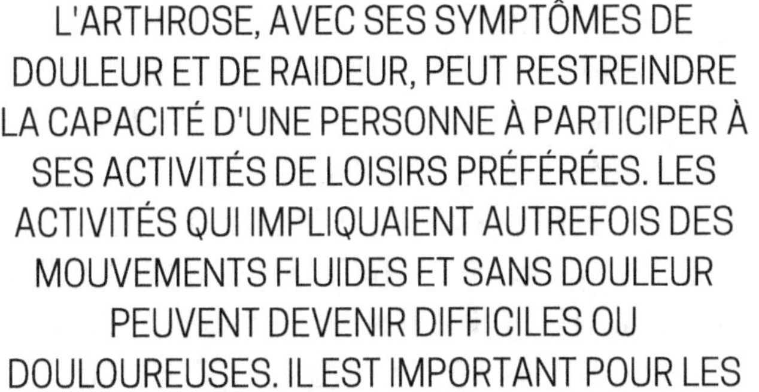

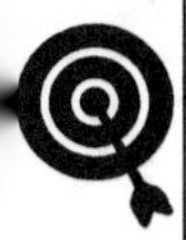
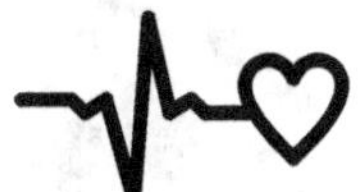
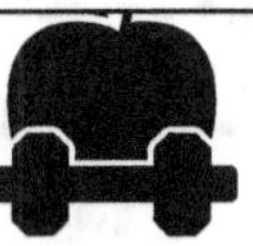
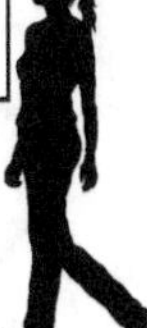

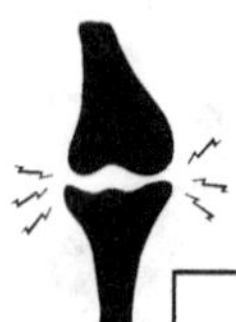
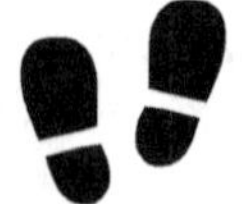

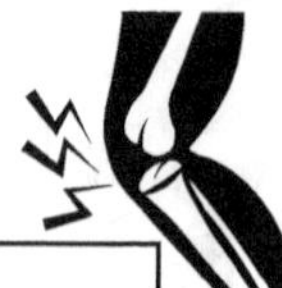
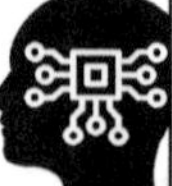

86

FLEXIBILITÉ MAINTIEN

POUR LES PERSONNES SOUFFRANT D'ARTHROSE, LES EXERCICES DE FLEXIBILITÉ SONT ESSENTIELS POUR MAINTENIR L'AMPLITUDE DE MOUVEMENT DES ARTICULATIONS AFFECTÉES. CES EXERCICES AIDENT À RÉDUIRE LA RAIDEUR ET À AMÉLIORER LA MOBILITÉ. EN ÉTIRANT RÉGULIÈREMENT LES MUSCLES ET LES TENDONS AUTOUR DES ARTICULATIONS, ON PEUT PRÉVENIR OU RALENTIR LA PERTE DE FLEXIBILITÉ. LA PRATIQUE DE LA FLEXIBILITÉ, COMME LE YOGA OU DES ÉTIREMENTS DOUX, PEUT ÊTRE INTÉGRÉE QUOTIDIENNEMENT POUR MAINTENIR L'ÉLASTICITÉ DES TISSUS, RÉDUIRE LA DOULEUR ET AMÉLIORER LA FONCTION GLOBALE.

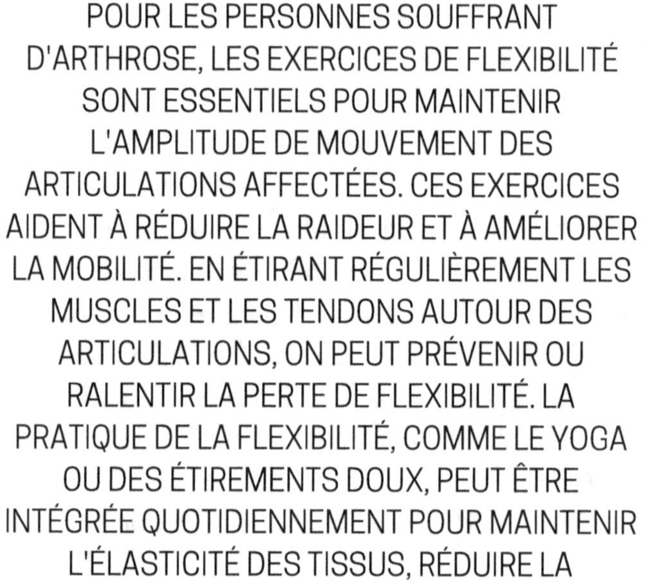

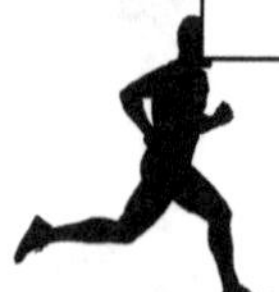
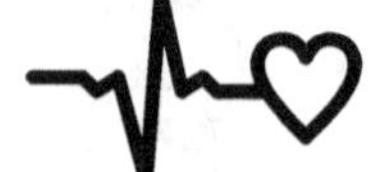
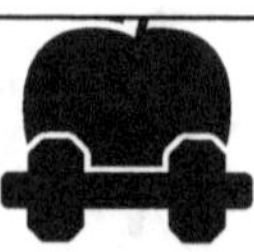

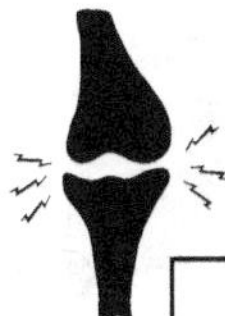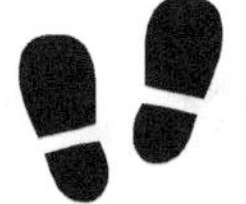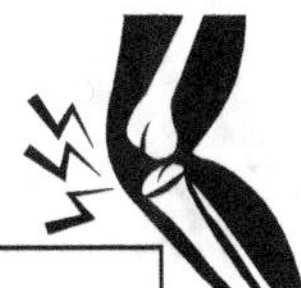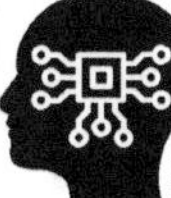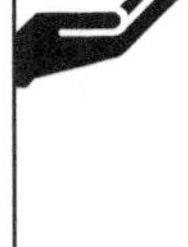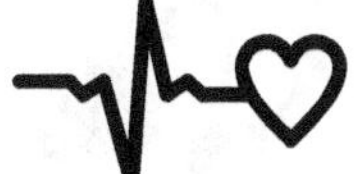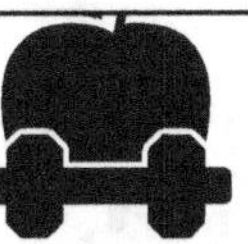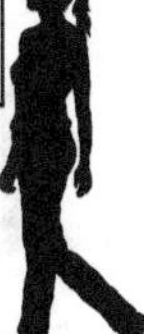

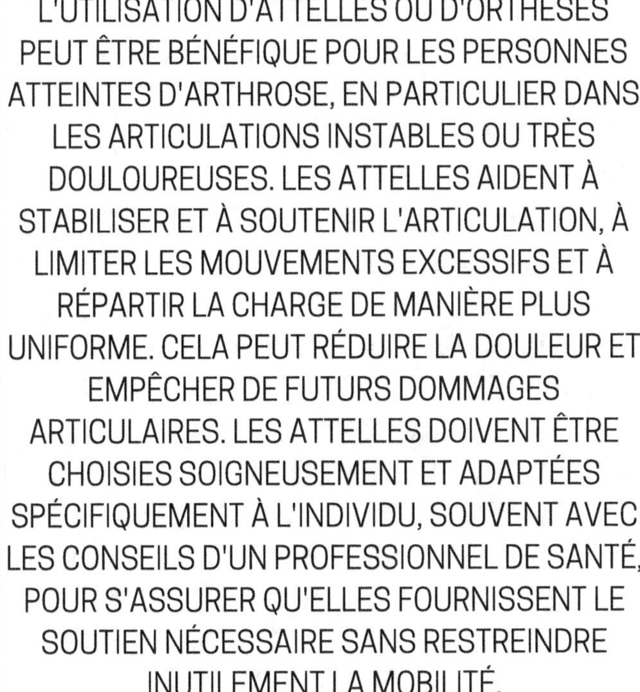

87

ATTELLES STABILISATRICES

L'UTILISATION D'ATTELLES OU D'ORTHÈSES PEUT ÊTRE BÉNÉFIQUE POUR LES PERSONNES ATTEINTES D'ARTHROSE, EN PARTICULIER DANS LES ARTICULATIONS INSTABLES OU TRÈS DOULOUREUSES. LES ATTELLES AIDENT À STABILISER ET À SOUTENIR L'ARTICULATION, À LIMITER LES MOUVEMENTS EXCESSIFS ET À RÉPARTIR LA CHARGE DE MANIÈRE PLUS UNIFORME. CELA PEUT RÉDUIRE LA DOULEUR ET EMPÊCHER DE FUTURS DOMMAGES ARTICULAIRES. LES ATTELLES DOIVENT ÊTRE CHOISIES SOIGNEUSEMENT ET ADAPTÉES SPÉCIFIQUEMENT À L'INDIVIDU, SOUVENT AVEC LES CONSEILS D'UN PROFESSIONNEL DE SANTÉ, POUR S'ASSURER QU'ELLES FOURNISSENT LE SOUTIEN NÉCESSAIRE SANS RESTREINDRE INUTILEMENT LA MOBILITÉ.

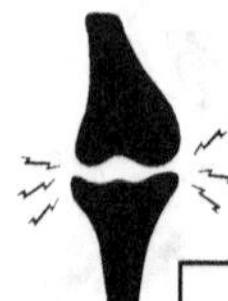
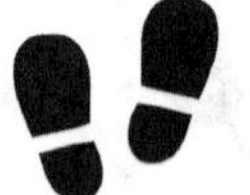

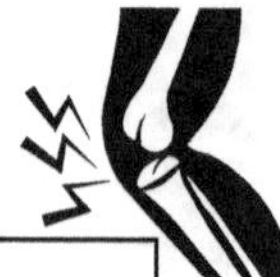
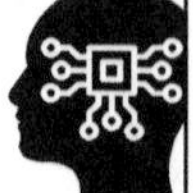

88

SUCRE NOCIF

UNE ALIMENTATION RICHE EN SUCRE ET EN GRAISSES SATURÉES PEUT CONTRIBUER À L'AGGRAVATION DES SYMPTÔMES DE L'ARTHROSE. CES ALIMENTS PEUVENT FAVORISER L'INFLAMMATION DANS LE CORPS ET ENTRAÎNER UNE PRISE DE POIDS, CE QUI AUGMENTE LA PRESSION SUR LES ARTICULATIONS PORTEUSES DE POIDS. DE PLUS, UNE ALIMENTATION DÉSÉQUILIBRÉE PEUT ENTRAÎNER D'AUTRES PROBLÈMES DE SANTÉ COMME LE DIABÈTE ET LES MALADIES CARDIOVASCULAIRES, QUI PEUVENT À LEUR TOUR EXACERBER LES SYMPTÔMES DE L'ARTHROSE. ADOPTER UNE ALIMENTATION ÉQUILIBRÉE, RICHE EN FRUITS, LÉGUMES, GRAINS ENTIERS ET PROTÉINES MAIGRES, PEUT AIDER À GÉRER LES SYMPTÔMES DE L'ARTHROSE ET À MAINTENIR UN POIDS SANTÉ.

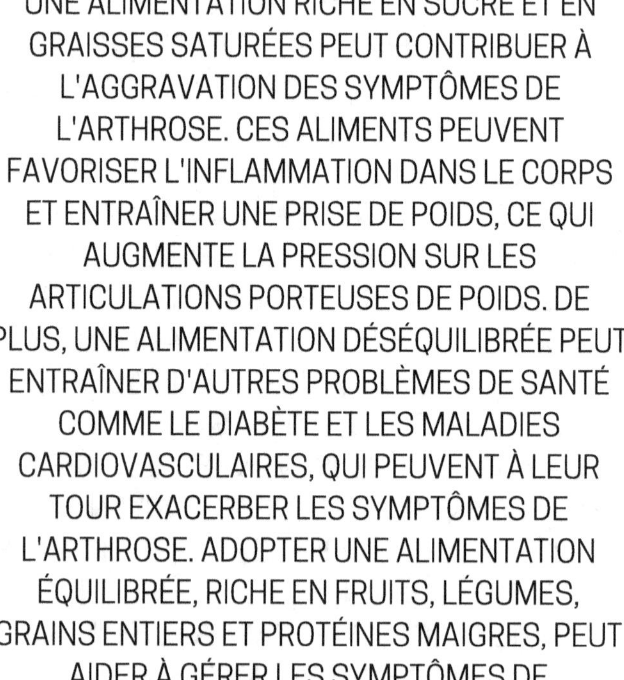

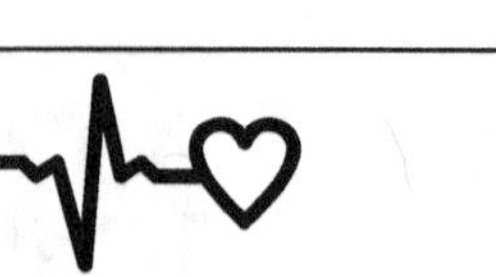
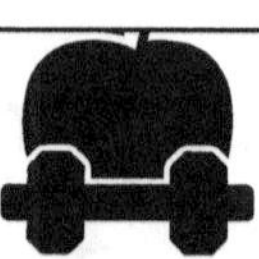
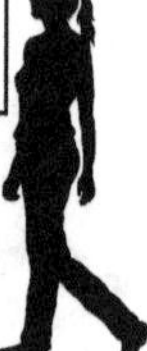

BRÛLURE SENSATION

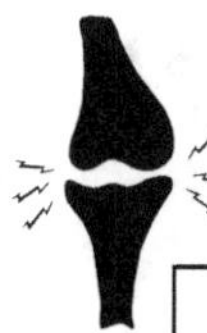
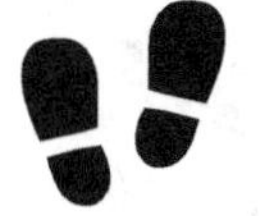

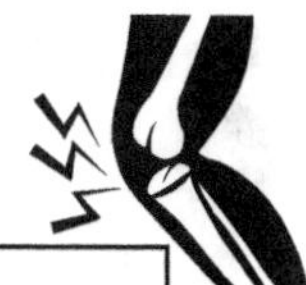
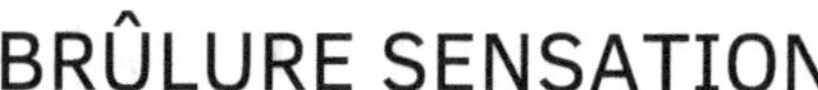
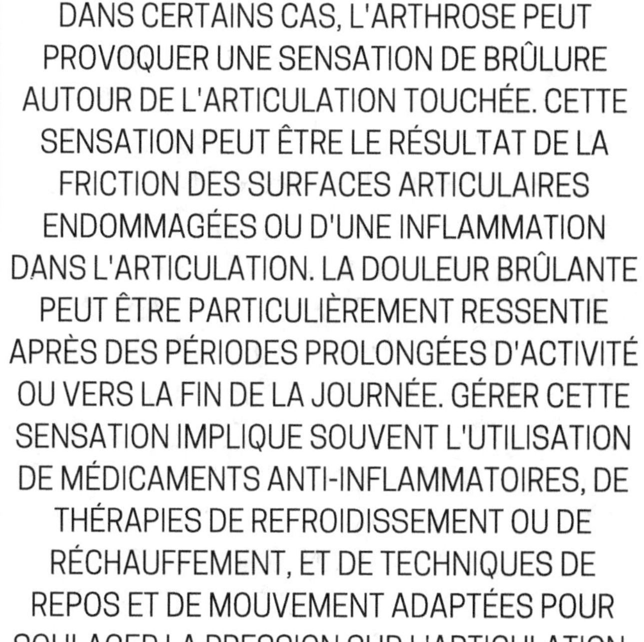

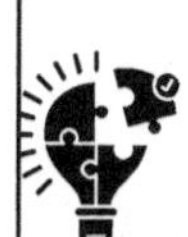

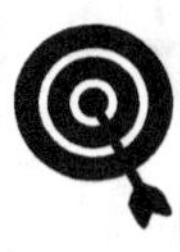

DANS CERTAINS CAS, L'ARTHROSE PEUT PROVOQUER UNE SENSATION DE BRÛLURE AUTOUR DE L'ARTICULATION TOUCHÉE. CETTE SENSATION PEUT ÊTRE LE RÉSULTAT DE LA FRICTION DES SURFACES ARTICULAIRES ENDOMMAGÉES OU D'UNE INFLAMMATION DANS L'ARTICULATION. LA DOULEUR BRÛLANTE PEUT ÊTRE PARTICULIÈREMENT RESSENTIE APRÈS DES PÉRIODES PROLONGÉES D'ACTIVITÉ OU VERS LA FIN DE LA JOURNÉE. GÉRER CETTE SENSATION IMPLIQUE SOUVENT L'UTILISATION DE MÉDICAMENTS ANTI-INFLAMMATOIRES, DE THÉRAPIES DE REFROIDISSEMENT OU DE RÉCHAUFFEMENT, ET DE TECHNIQUES DE REPOS ET DE MOUVEMENT ADAPTÉES POUR SOULAGER LA PRESSION SUR L'ARTICULATION.

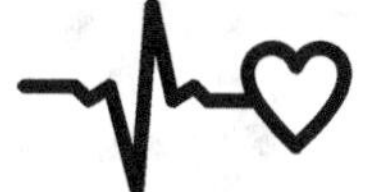
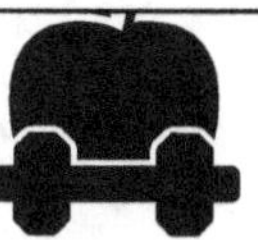
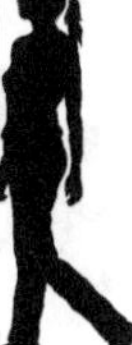

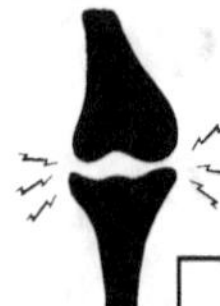
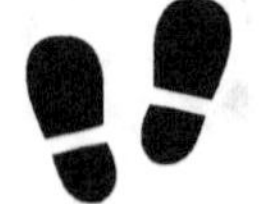

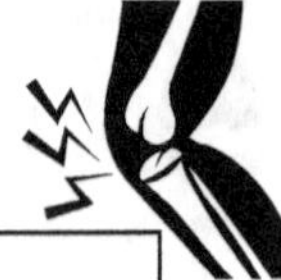
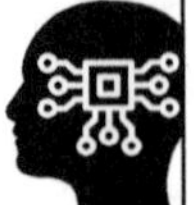

90

SUIVI RHUMATOLOGUE

LES PERSONNES ATTEINTES D'ARTHROSE BÉNÉFICIENT D'UN SUIVI RÉGULIER AVEC UN RHUMATOLOGUE, UN MÉDECIN SPÉCIALISÉ DANS LES MALADIES DES ARTICULATIONS ET DU TISSU CONJONCTIF. UN RHUMATOLOGUE PEUT ÉVALUER L'ÉVOLUTION DE LA MALADIE, PROPOSER DES TRAITEMENTS ADAPTÉS, ET AJUSTER LES PLANS DE SOINS AU BESOIN. UN SUIVI RÉGULIER PERMET ÉGALEMENT DE SURVEILLER ET DE GÉRER LES EFFETS SECONDAIRES POTENTIELS DES MÉDICAMENTS ET DE DISCUTER DES NOUVELLES OPTIONS DE TRAITEMENT DISPONIBLES. LA CONSULTATION RÉGULIÈRE AVEC UN SPÉCIALISTE EST ESSENTIELLE POUR UNE GESTION EFFICACE DE L'ARTHROSE.

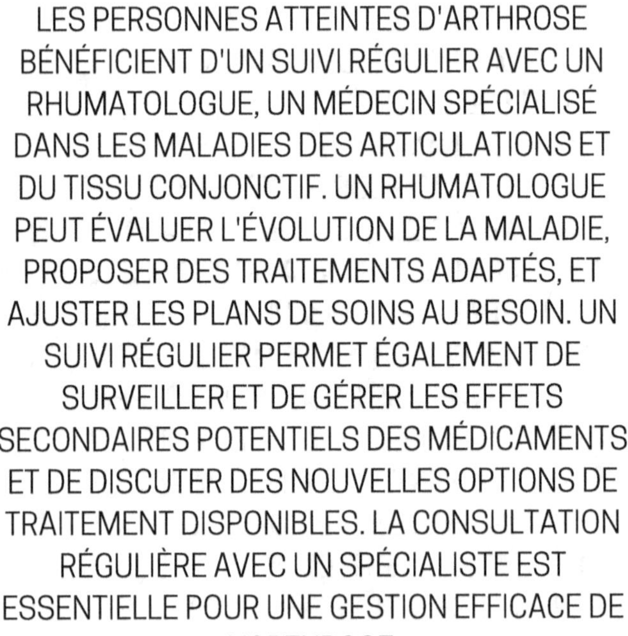

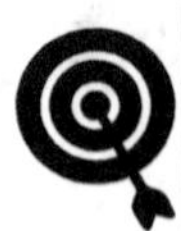

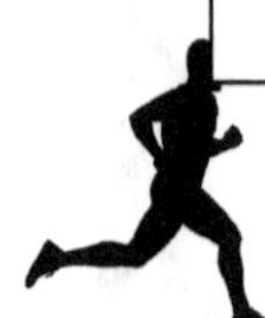
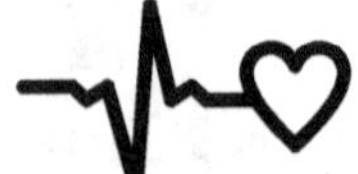
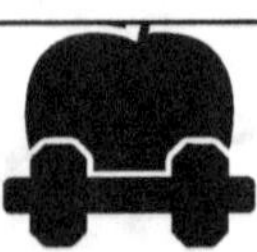

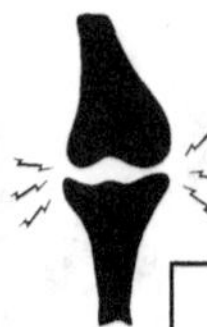
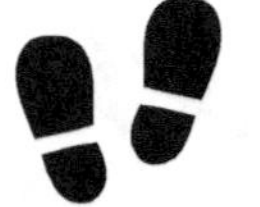

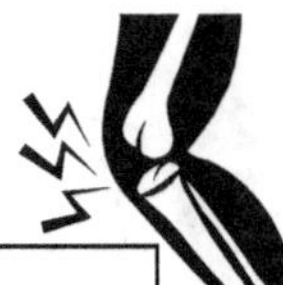

91

RISQUE SANTÉ

LES PERSONNES ATTEINTES D'ARTHROSE PEUVENT ÊTRE PLUS SUSCEPTIBLES DE DÉVELOPPER D'AUTRES PROBLÈMES DE SANTÉ, EN PARTIE À CAUSE DE LA LIMITATION D'ACTIVITÉ PHYSIQUE DUE À LA DOULEUR ET LA RAIDEUR ARTICULAIRES. CETTE RÉDUCTION DE L'ACTIVITÉ PEUT ACCROÎTRE LE RISQUE DE MALADIES CARDIOVASCULAIRES, D'OBÉSITÉ, ET D'AUTRES AFFECTIONS LIÉES AU MODE DE VIE SÉDENTAIRE. DE PLUS, LA GESTION DE LA DOULEUR CHRONIQUE ET DE L'INFLAMMATION ASSOCIÉE À L'ARTHROSE PEUT PARFOIS NÉCESSITER DES MÉDICAMENTS QUI ONT LEURS PROPRES EFFETS SECONDAIRES ET RISQUES. IL EST DONC IMPORTANT POUR LES PERSONNES ATTEINTES D'ARTHROSE DE SURVEILLER LEUR SANTÉ GLOBALE ET DE CONSULTER RÉGULIÈREMENT UN PROFESSIONNEL DE SANTÉ.

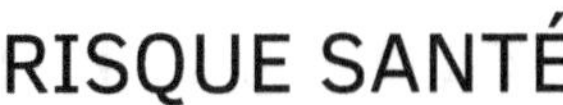
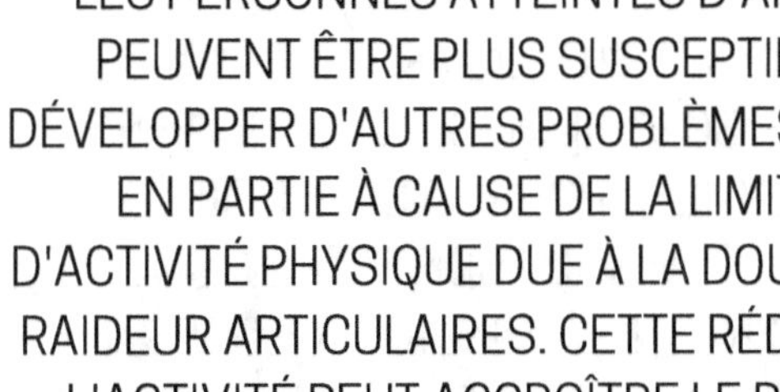
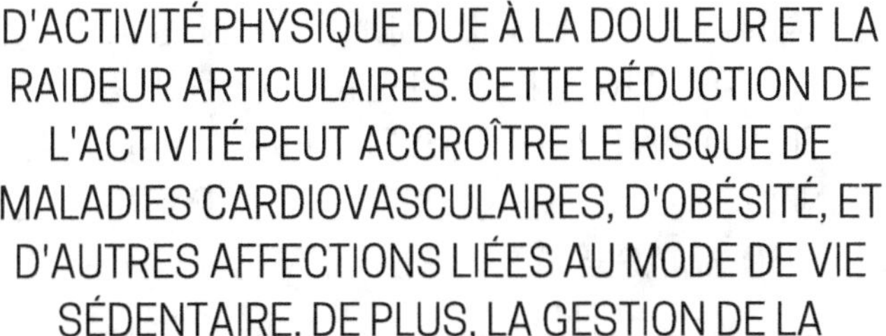
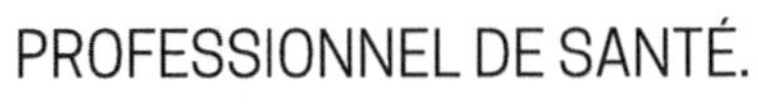

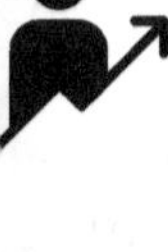

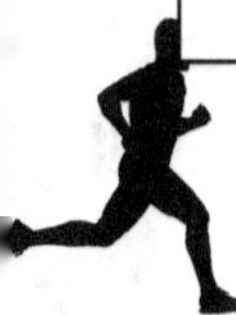
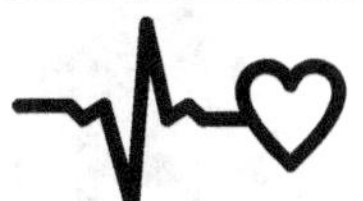
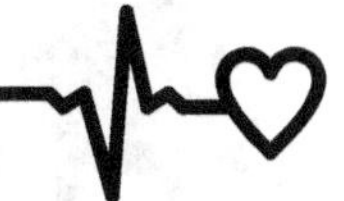
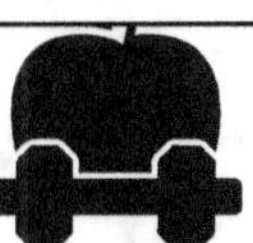
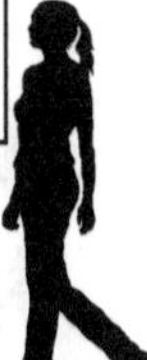
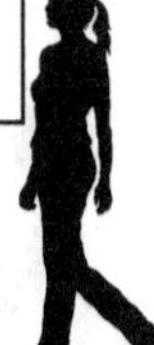

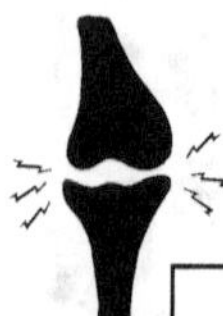
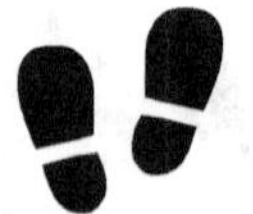

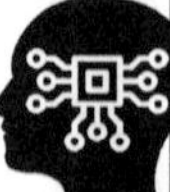

92

LÉGUMES VERTS

LES LÉGUMES-FEUILLES, TELS QUE LES ÉPINARDS, LA KALE (CHOU FRISÉ), ET LA LAITUE ROMAINE, SONT RICHES EN NUTRIMENTS ESSENTIELS POUR LA SANTÉ DES ARTICULATIONS. ILS CONTIENNENT DES VITAMINES, DES MINÉRAUX ET DES ANTIOXYDANTS QUI PEUVENT AIDER À RÉDUIRE L'INFLAMMATION ET À PROTÉGER CONTRE LES DOMMAGES AUX ARTICULATIONS. LES LÉGUMES-FEUILLES SONT ÉGALEMENT UNE EXCELLENTE SOURCE DE CALCIUM, NÉCESSAIRE POUR MAINTENIR LA FORCE ET LA DENSITÉ OSSEUSES, ET DE VITAMINE K, QUI JOUE UN RÔLE CLÉ DANS LA SANTÉ DES OS ET DES ARTICULATIONS. INTÉGRER UNE VARIÉTÉ DE LÉGUMES-FEUILLES DANS L'ALIMENTATION PEUT CONTRIBUER À UNE MEILLEURE SANTÉ ARTICULAIRE.

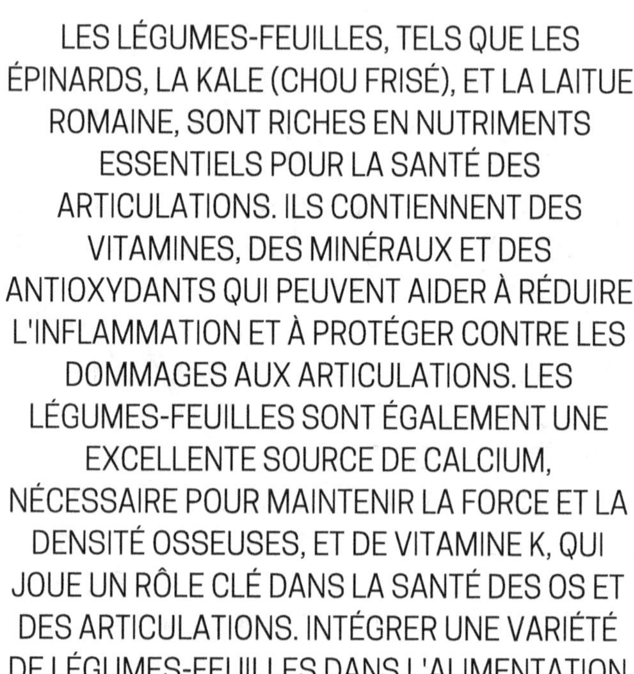

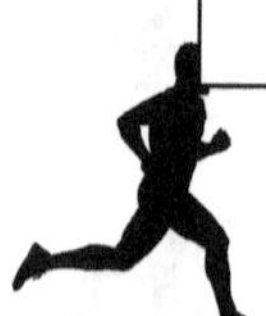
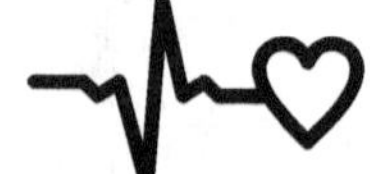
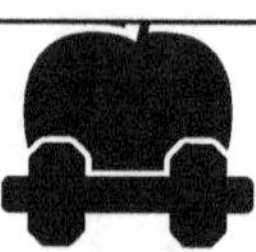
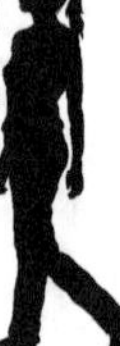

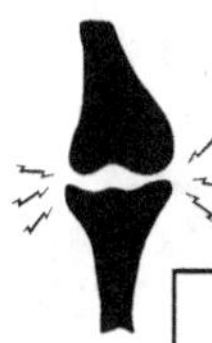
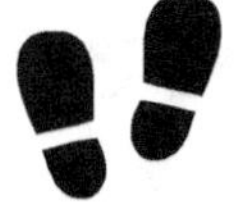

93

CRAMPES MUSCULAIRES

L'ARTHROSE PEUT ENTRAÎNER DES CRAMPES MUSCULAIRES DANS LES ZONES ENTOURANT L'ARTICULATION AFFECTÉE. CES CRAMPES PEUVENT ÊTRE DUES À UNE UTILISATION EXCESSIVE OU INÉGALE DES MUSCLES QUI TENTENT DE COMPENSER LA DOULEUR ET LA FAIBLESSE ARTICULAIRES. LA TENSION MUSCULAIRE ACCRUE ET LA DIMINUTION DE L'ACTIVITÉ PEUVENT ÉGALEMENT CONTRIBUER À LA RAIDEUR ET AUX CRAMPES. LA GESTION DE CES CRAMPES PEUT INCLURE DES EXERCICES RÉGULIERS POUR RENFORCER ET ÉTIRER LES MUSCLES, DES TECHNIQUES DE RELAXATION COMME LA CHALEUR OU LE MASSAGE, ET PARFOIS DES MÉDICAMENTS POUR DÉTENDRE LES MUSCLES.

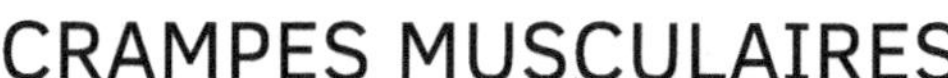
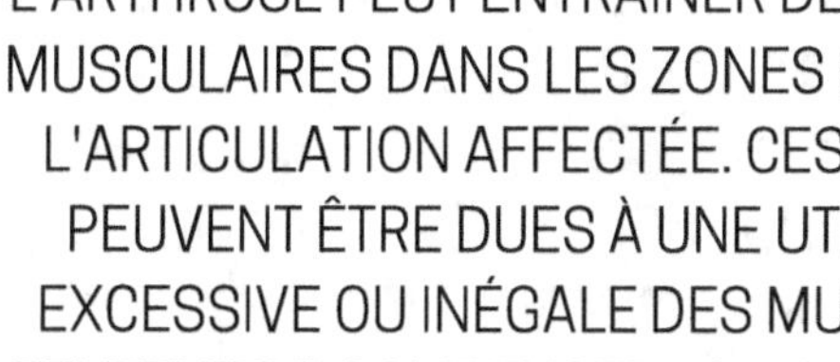
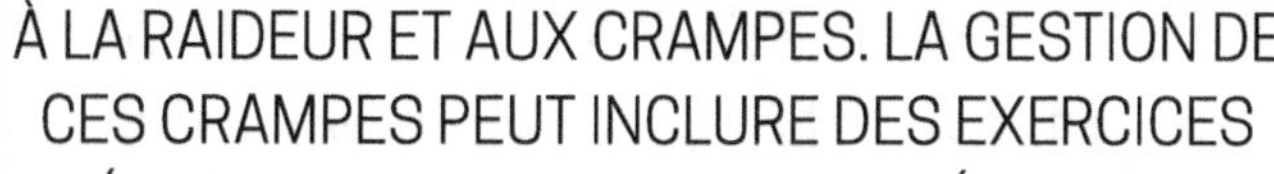
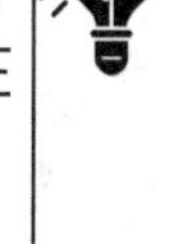

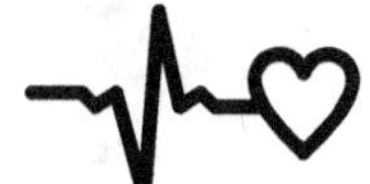
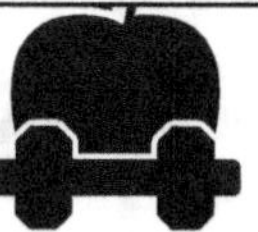
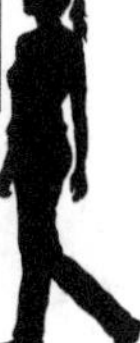

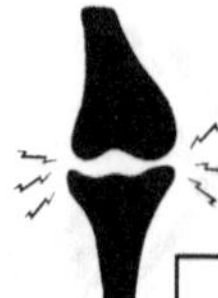
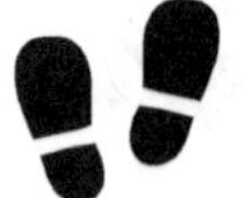

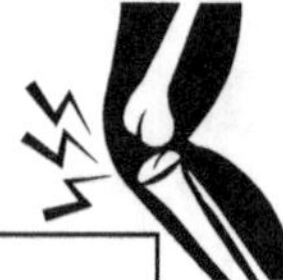
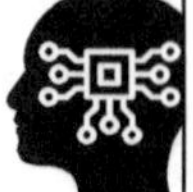

CHANGEMENTS VITAUX

LA GESTION EFFICACE DE L'ARTHROSE IMPLIQUE SOUVENT DES CHANGEMENTS SIGNIFICATIFS DE MODE DE VIE. CELA PEUT INCLURE L'ADOPTION D'UNE ALIMENTATION ÉQUILIBRÉE POUR MAINTENIR UN POIDS SANTÉ, L'ENGAGEMENT DANS DES EXERCICES RÉGULIERS À FAIBLE IMPACT POUR RENFORCER LES MUSCLES ET AMÉLIORER LA FLEXIBILITÉ ARTICULAIRE, ET L'ADOPTION DE TECHNIQUES DE GESTION DE LA DOULEUR COMME LA CHALEUR, LE FROID, OU LA MÉDITATION. ARRÊTER DE FUMER ET RÉDUIRE LA CONSOMMATION D'ALCOOL SONT ÉGALEMENT RECOMMANDÉS, CAR ILS PEUVENT AFFECTER LA SANTÉ ARTICULAIRE. CES CHANGEMENTS DE MODE DE VIE PEUVENT AIDER À RÉDUIRE LES SYMPTÔMES DE L'ARTHROSE ET À AMÉLIORER LA QUALITÉ DE VIE.

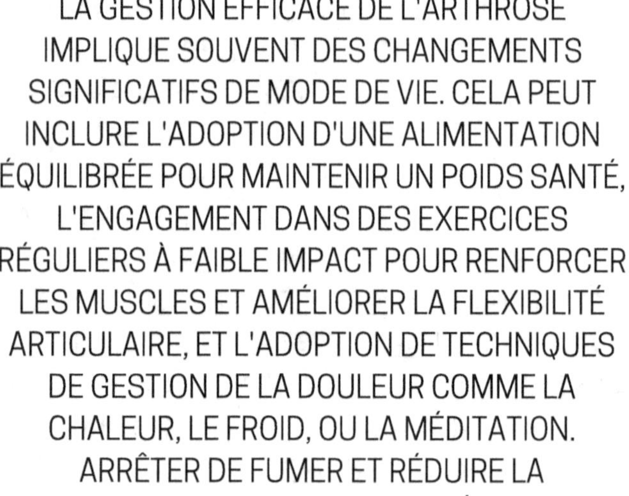

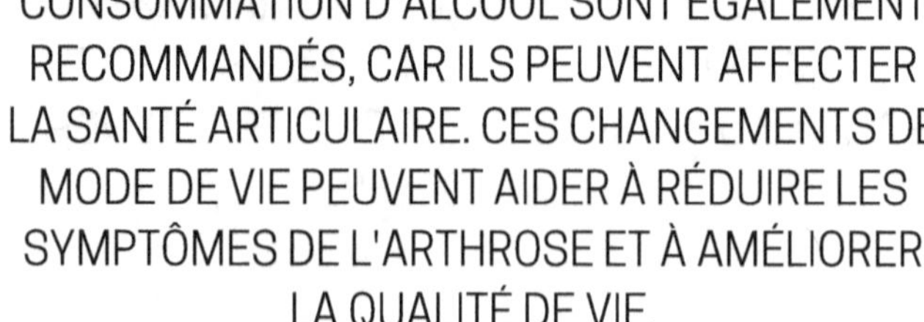
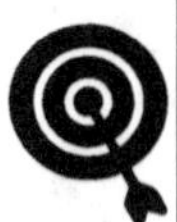
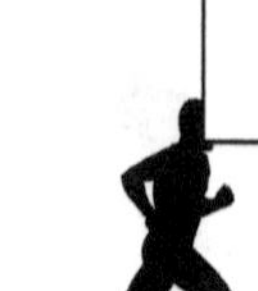
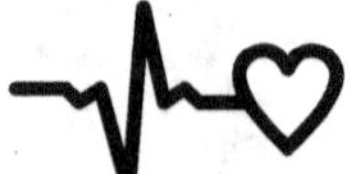
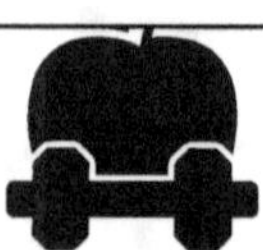
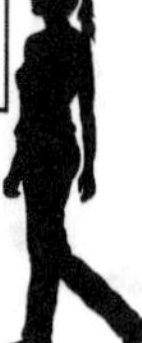

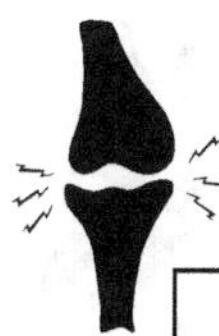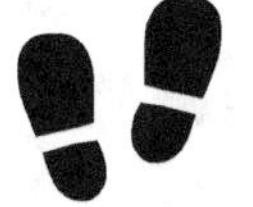

95

IMPACT PSYCHOLOGIQUE

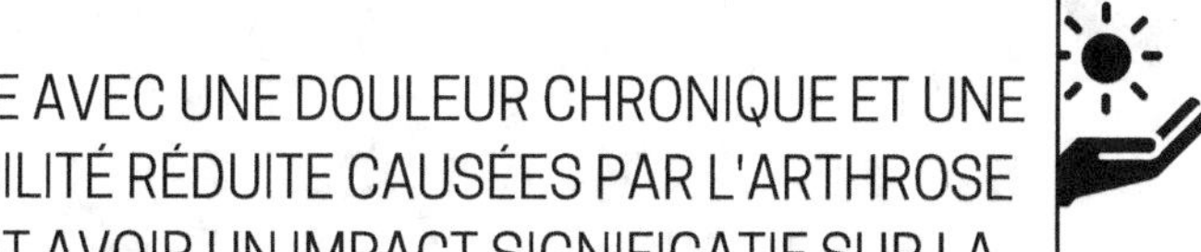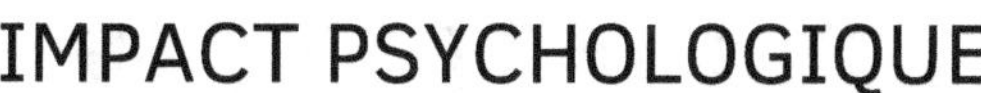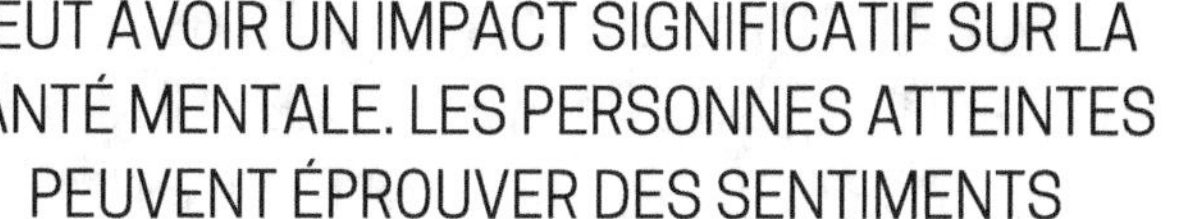

VIVRE AVEC UNE DOULEUR CHRONIQUE ET UNE MOBILITÉ RÉDUITE CAUSÉES PAR L'ARTHROSE PEUT AVOIR UN IMPACT SIGNIFICATIF SUR LA SANTÉ MENTALE. LES PERSONNES ATTEINTES PEUVENT ÉPROUVER DES SENTIMENTS D'ANXIÉTÉ FACE À LA GESTION DE LA DOULEUR QUOTIDIENNE ET DE LA DÉPRESSION EN RAISON DES LIMITATIONS IMPOSÉES PAR LA MALADIE. LA DOULEUR CHRONIQUE PEUT ÉGALEMENT PERTURBER LE SOMMEIL, CE QUI PEUT AGGRAVER L'HUMEUR ET LE BIEN-ÊTRE MENTAL. IL EST IMPORTANT POUR LES PERSONNES ATTEINTES D'ARTHROSE DE CHERCHER UN SOUTIEN PSYCHOLOGIQUE ET DE DISCUTER DE LEURS SENTIMENTS AVEC DES PROFESSIONNELS DE SANTÉ, DES CONSEILLERS OU DES GROUPES DE SOUTIEN.

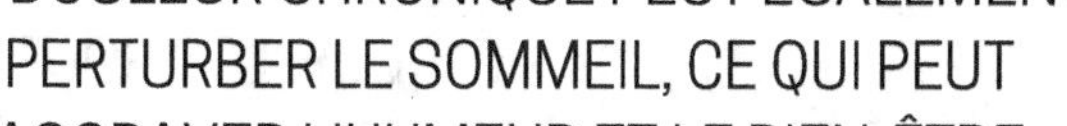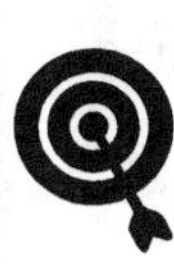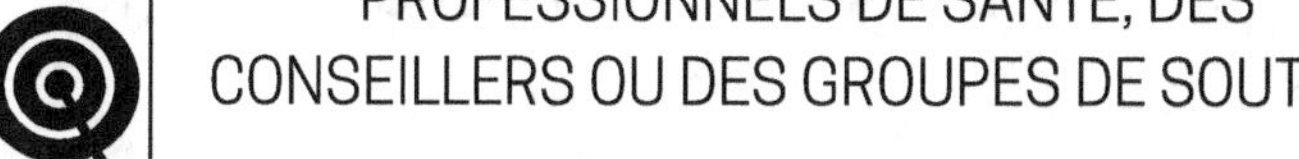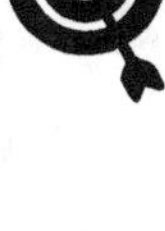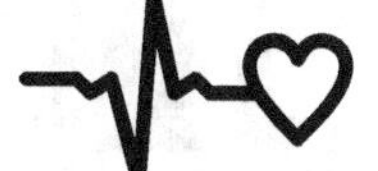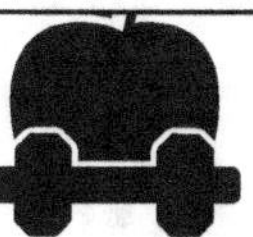

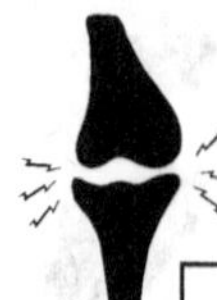
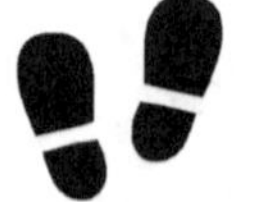

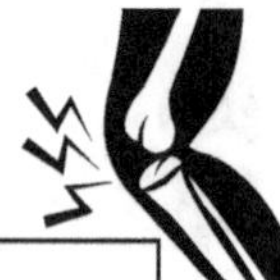
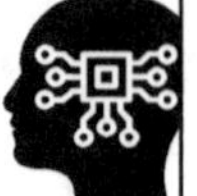

96

VITAMINE C CARTILAGE

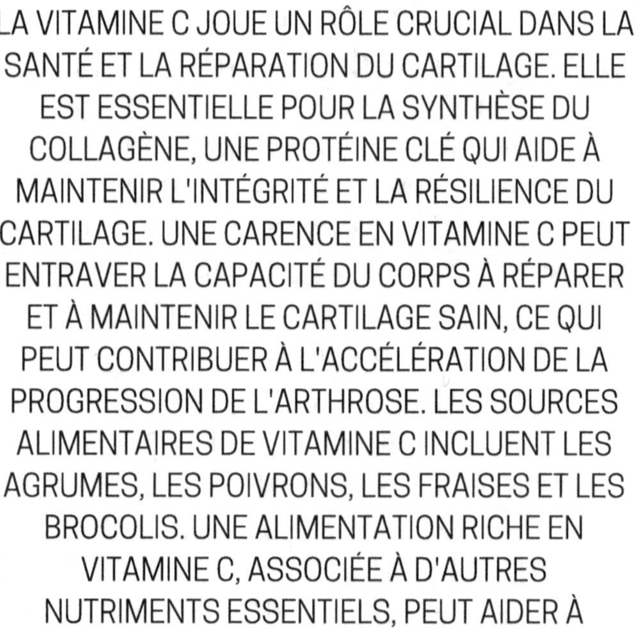

LA VITAMINE C JOUE UN RÔLE CRUCIAL DANS LA SANTÉ ET LA RÉPARATION DU CARTILAGE. ELLE EST ESSENTIELLE POUR LA SYNTHÈSE DU COLLAGÈNE, UNE PROTÉINE CLÉ QUI AIDE À MAINTENIR L'INTÉGRITÉ ET LA RÉSILIENCE DU CARTILAGE. UNE CARENCE EN VITAMINE C PEUT ENTRAVER LA CAPACITÉ DU CORPS À RÉPARER ET À MAINTENIR LE CARTILAGE SAIN, CE QUI PEUT CONTRIBUER À L'ACCÉLÉRATION DE LA PROGRESSION DE L'ARTHROSE. LES SOURCES ALIMENTAIRES DE VITAMINE C INCLUENT LES AGRUMES, LES POIVRONS, LES FRAISES ET LES BROCOLIS. UNE ALIMENTATION RICHE EN VITAMINE C, ASSOCIÉE À D'AUTRES NUTRIMENTS ESSENTIELS, PEUT AIDER À SOUTENIR LA SANTÉ DU CARTILAGE.

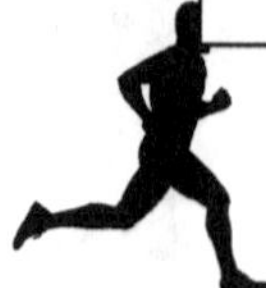
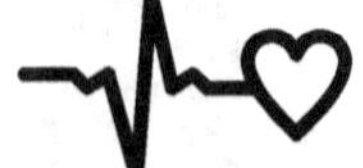
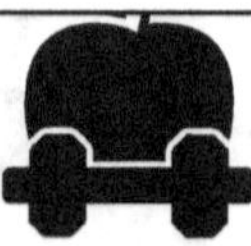
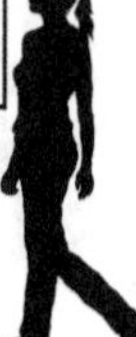

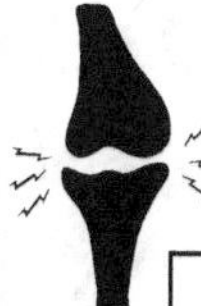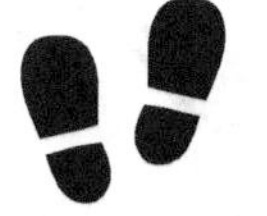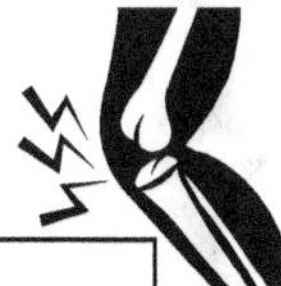

97

OBÉSITÉ ACCÉLÉRATEUR

L'OBÉSITÉ EST UN FACTEUR DE RISQUE MAJEUR POUR LE DÉVELOPPEMENT ET LA PROGRESSION DE L'ARTHROSE, EN PARTICULIER DANS LES ARTICULATIONS PORTEUSES DE POIDS COMME LES GENOUX ET LES HANCHES. LE SURPOIDS AUGMENTE LA PRESSION ET LA TENSION SUR CES ARTICULATIONS, CE QUI PEUT ACCÉLÉRER L'USURE DU CARTILAGE. DE PLUS, L'OBÉSITÉ EST ASSOCIÉE À UN ÉTAT INFLAMMATOIRE DANS LE CORPS, QUI PEUT ÉGALEMENT CONTRIBUER À LA DÉGRADATION DU CARTILAGE. LA GESTION DU POIDS PAR UNE ALIMENTATION SAINE ET UNE ACTIVITÉ PHYSIQUE RÉGULIÈRE EST ESSENTIELLE POUR RALENTIR LA PROGRESSION DE L'ARTHROSE ET RÉDUIRE SES SYMPTÔMES.

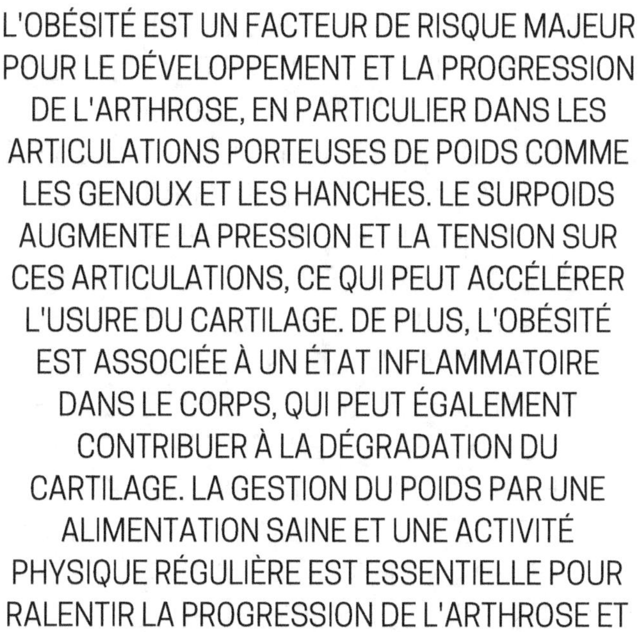
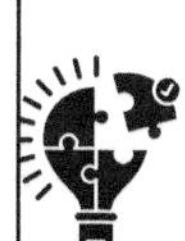

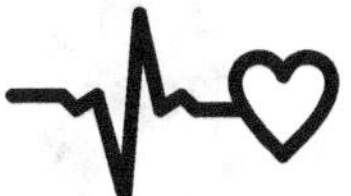
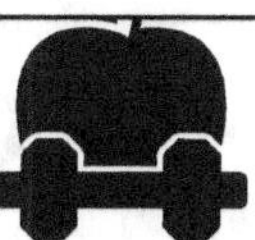
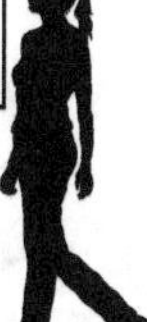

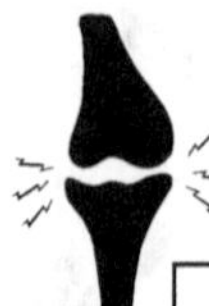
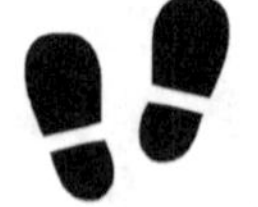

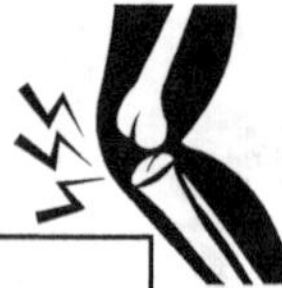
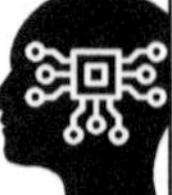

TÂCHES DIFFICILES

L'ARTHROSE PEUT LIMITER LA MOBILITÉ ET LA DEXTÉRITÉ, RENDANT LES TÂCHES MÉNAGÈRES QUOTIDIENNES PLUS DIFFICILES ET DOULOUREUSES. DES ACTIVITÉS TELLES QUE LE BALAYAGE, LA VAISSELLE, OU MÊME LE PORT D'OBJETS PEUVENT DEVENIR PROBLÉMATIQUES. LES PERSONNES ATTEINTES D'ARTHROSE PEUVENT BÉNÉFICIER DE L'UTILISATION D'OUTILS ADAPTÉS POUR FACILITER CES TÂCHES, COMME DES OUVRE-BOCAUX, DES PINCES À SAISIR, OU DES MANCHES D'USTENSILES ERGONOMIQUES. PARFOIS, DES ADAPTATIONS DANS LA MAISON, TELLES QUE L'INSTALLATION DE BARRES D'APPUI OU L'UTILISATION DE SIÈGES DE DOUCHE, PEUVENT ÊTRE NÉCESSAIRES POUR AIDER À MAINTENIR L'AUTONOMIE ET RÉDUIRE LE RISQUE DE BLESSURE.

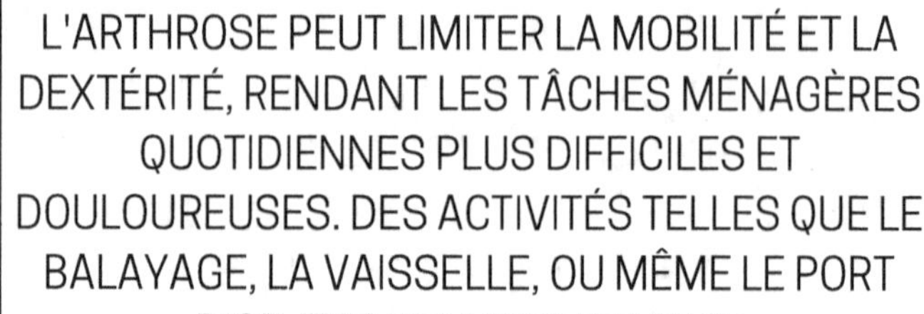

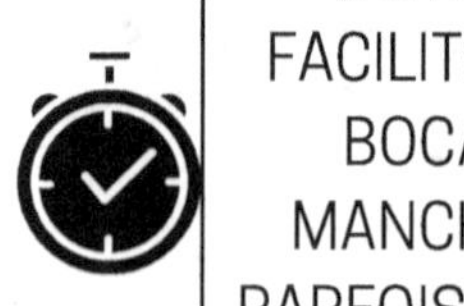

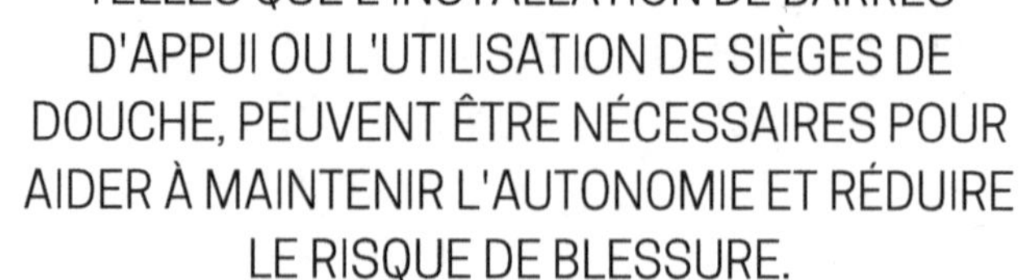

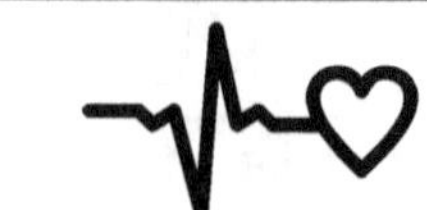
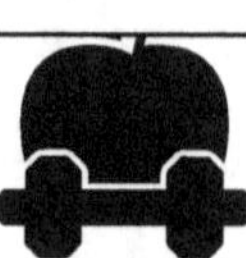

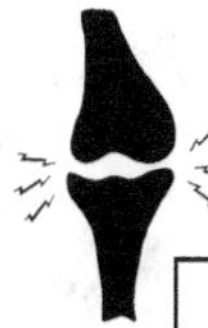
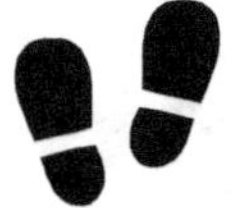

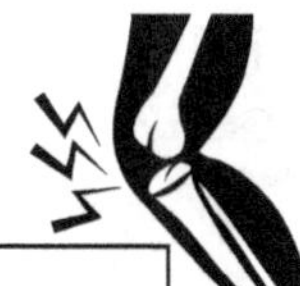

DOULEUR GESTION

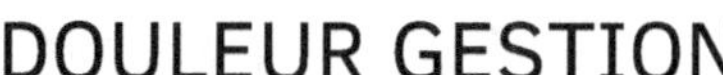
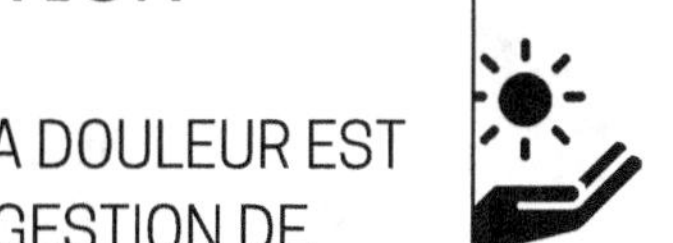

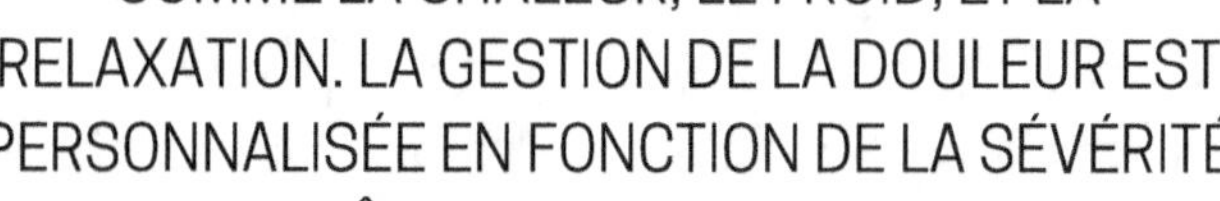

LE CONTRÔLE EFFICACE DE LA DOULEUR EST FONDAMENTAL DANS LA GESTION DE L'ARTHROSE. CELA IMPLIQUE SOUVENT UNE APPROCHE MULTIDISCIPLINAIRE QUI PEUT INCLURE DES MÉDICAMENTS ANTI-INFLAMMATOIRES, DES ANALGÉSIQUES, DES THÉRAPIES PHYSIQUES, ET DES MÉTHODES DE SOULAGEMENT NON PHARMACOLOGIQUES COMME LA CHALEUR, LE FROID, ET LA RELAXATION. LA GESTION DE LA DOULEUR EST PERSONNALISÉE EN FONCTION DE LA SÉVÉRITÉ DES SYMPTÔMES DE CHAQUE INDIVIDU, DE LEUR NIVEAU D'ACTIVITÉ ET DE LEURS PRÉFÉRENCES PERSONNELLES. UNE GESTION EFFICACE DE LA DOULEUR PERMET AUX PATIENTS DE MAINTENIR UNE MEILLEURE QUALITÉ DE VIE ET DE RESTER ACTIFS, CE QUI EST CRUCIAL POUR LE TRAITEMENT GLOBAL DE L'ARTHROSE.

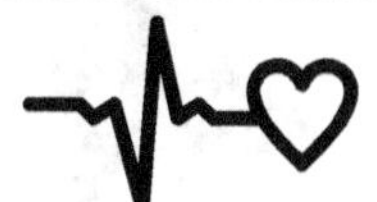
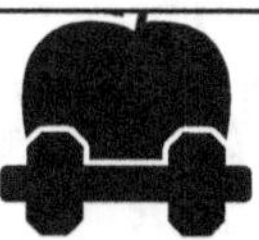
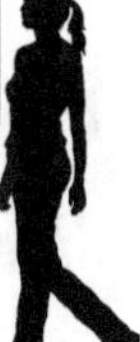

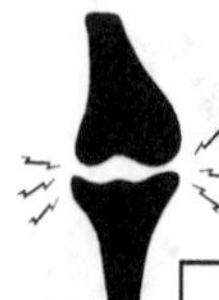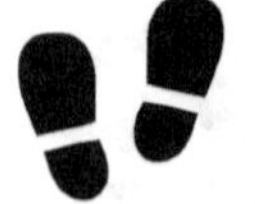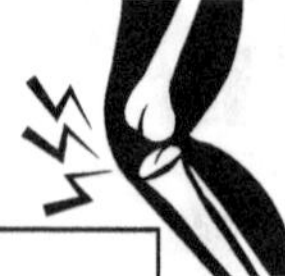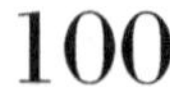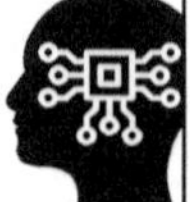

100

ÉDUCATION SOUTIEN

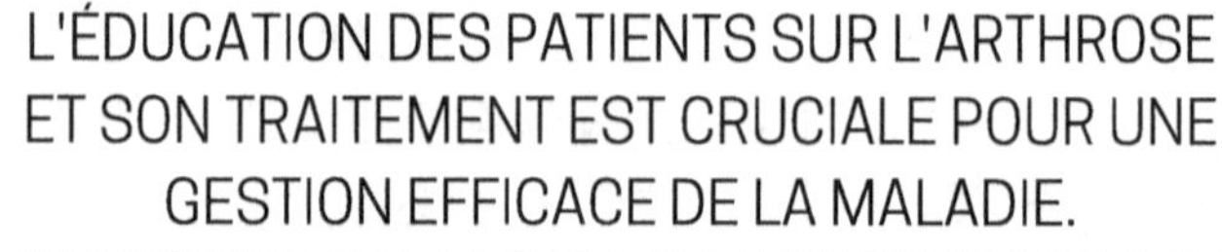

L'ÉDUCATION DES PATIENTS SUR L'ARTHROSE ET SON TRAITEMENT EST CRUCIALE POUR UNE GESTION EFFICACE DE LA MALADIE. COMPRENDRE LA NATURE DE L'ARTHROSE, LES STRATÉGIES DE GESTION DE LA DOULEUR, LES OPTIONS DE TRAITEMENT ET L'IMPORTANCE DES CHANGEMENTS DE MODE DE VIE PEUT AIDER LES PATIENTS À PRENDRE DES DÉCISIONS ÉCLAIRÉES CONCERNANT LEUR SOIN. LE SOUTIEN, QU'IL SOIT FOURNI PAR DES PROFESSIONNELS DE SANTÉ, DES GROUPES DE SOUTIEN OU DES ASSOCIATIONS DE PATIENTS, PEUT ÉGALEMENT JOUER UN RÔLE IMPORTANT. LE SOUTIEN PEUT AIDER LES PATIENTS À FAIRE FACE AUX DÉFIS ÉMOTIONNELS ET PHYSIQUES DE L'ARTHROSE, À RESTER MOTIVÉS POUR SUIVRE LEUR PLAN DE TRAITEMENT ET À MAINTENIR UNE QUALITÉ DE VIE OPTIMALE.

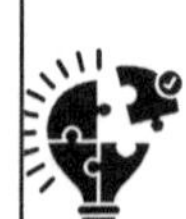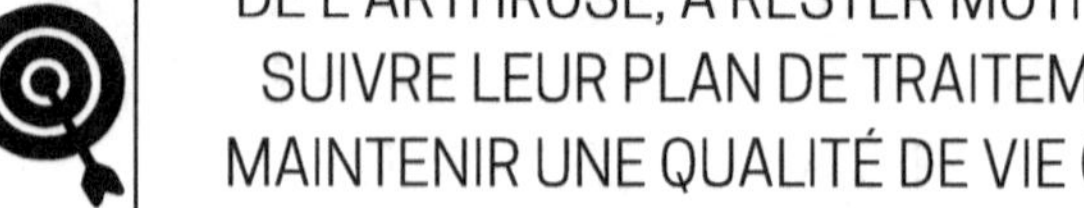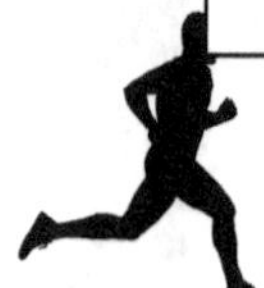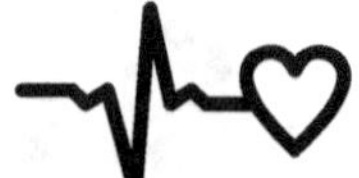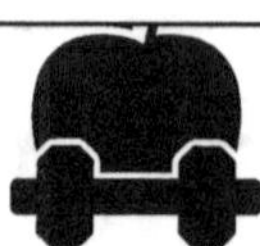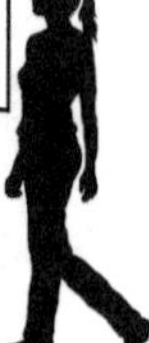